頭のいい人が問題解決をする前に考えていること

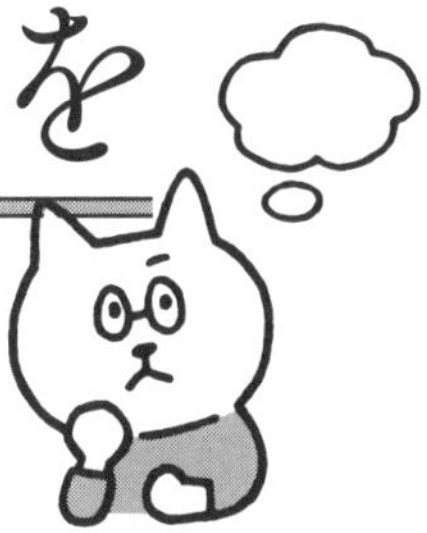

脳電気生理学者／
元オックスフォード大学シニア研究員

下村健寿

アスコム

思いつかない、浮かばない、
答えが出ない……。
こんな悩みはすべて
脳の「働かせ方」がわかれば
解決します。

まえがき

はじめまして。下村健寿《しもむらけんじゅ》と申します。

現在は、大学で教鞭《きょうべん》をとりながら、研究者として働いています。

30代のころには約8年間、イギリスにあるオックスフォード大学で研究をしていました。

オックスフォード大学は、最先端の機材や知識が集まる場所として世界中で知られていますが、そこで日々、研究に従事していた私は、人がいつか解決しなければいけない問題と何度も何度も戦ってきました。

そんな毎日を送っていると、ある日突然、ふとした瞬間に「そうだったのか！」と、**抱えていた問題を解決してくれるアイデアを思いつく**ことがあります。

俗に**「降ってきた！」と言われる状況**ですが、これまで再現をするのは難しいと言われてきました。

ですが、この**「降ってきた！」を得るために、偉人たちが「降りやすい状況」を意図的に作り出していた**ことが、近年の研究からわかってきています。

それらはすべて、頭がいいからできたわけではなく、私のような研究者から小学生くらいのお子さんまで、誰にでもできる方法でした。

これから先、この**「人だからこそできる問題解決の方法」を知り、自分のものにできないと、私たち〝人〟の居場所はなくなる**でしょう。

なぜなら、世界最先端の研究施設で働いていた私の目から見ても、「ここまできたか」と思うほどにＡＩ技術の進歩は目覚ましく、これまでの考え方に縛られた人たちにとっては脅威だからです。

――これまでのやり方ではこれからは通じない

私は教育者でもあり、研究者でもありますが、医師でもあります。いま私が勤める病院でも、ＡＩ技術が急速に普及してきています。

画像認識が得意なＡＩは、ＣＴやレントゲンなどの画像診断から、胃カメラや大腸カメラによる胃粘膜、大腸粘膜の異常の検出において、すでに熟練の医師に負けない鑑別能力を発揮しています。

私は医師になりたてのとき、レントゲン写真の読影が苦手で、熟練の先生に教えを乞いました。

そのときの先生からは「正常なレントゲン写真を何千枚も見ること。そうすれば、ちょっとでも異常があれば気づくようになる」と教えてもらいました。

当時は一生懸命、何日も何日もレントゲン写真を見て修行しました。

でもＡＩは、この何千枚というレントゲン写真を一瞬で読み込んで、学習してしまいます。

人間はかないません。

人だからこそできる解決策を見出せるか

いま、私たちが迎えているAIの普及による情報社会の発展は、**「第四次産業革命」**と呼ばれています。

産業革命という大きな時代の「うねり」においては、いち早く動き出した者はその時代のなかで生き残り、そうでない者は時代に取り残されてしまいます。

私たちはいま、**生き残りをかけた、まさに正念場に立たされている**のです。

では、どのようなスキルを持った人が、生き残っていけるのでしょうか？

それは、人だからこそできる方法を知り、**ＡＩにはできない価値を提供できる人が生き残っていける**のではないか、と私は思っています。

ＡＩのベースになっているのは、ベイズ理論という考え方を応用した統計学です。

ある問題に対して予測される事態が発生する確率を設定し、情報が追加されるたびに変化していく確率を更新し、予測の精度を上げていくモデルです。

つまり、統計学的手法に支えられています。

人間の脳もまた、確率・統計的に予測を行っています。

いままでの経験に基づいて次の行動を考えるということは、私たちも日常的に行っていることです。

しかし、人間の脳には、確率や統計だけでは捉えられない、私のような研究職にとっては馴染み深い「ひらめき」を筆頭に、偶発的に飛躍的な発展をする能力や応用力が備わっています。

この〝人間ならではの能力〟を引き出すためには、本やインターネットからの情報をただ頭に入れるだけでは引き出せません。

脳にどのように働いてもらうかが、とても大切になってきます。

この力を使いこなした人だけが、生き残ることができます。

本書では、これからの時代に必要となる、正しい脳の働かせ方を解説します。

あなたが持っている脳のパフォーマンスを最大限に引き出し、激動の時代を軽やかに乗り越えていく力を手に入れていただければ幸いです。

2章 脳の「やる気」を引き出す3ステップ

3章 問題解決力を上げる「脳内ライブラリー」のつくり方

6章 質の高い解決策を引き出す方法

7章

誰も思いつかなかった解決策を引き出す方法

※本書の情報は、2023年7月1日現在のものとなります。
※本文中の脚注(※)は巻末にある参考文献の合番です。

序章

意識の高い人が
陥りやすい
時間術の罠

巷で話題の時間術を鵜呑みにしてはならない

「時間だけは神様が平等に与えてくださった。これをいかに有効に使うかはその人の才覚であって、うまく利用した人がこの世の中の成功者なんだ」

これはホンダ創業者の本田《ほんだ》宗一郎《そういちろう》の言葉です。

時間をうまく使って人生を有意義に過ごしたい。これはすべての人に共通した想いだと思います。

近年、時間術に注目が集まり、それらをテーマにしたビジネス書がベストセラーになっています。これも、時間に追われながら、抱えている問題を素早く解決することを求められている現代人の想いを反映してのことだと思います。

時間術について記されている多くの書籍を読むと、限られた時間をいかに無駄なすきまなく使うかについてのテクニックが記されています。

なるほどと思わされるようなすきま時間の賢い使い方など、無駄のない「時間の使い方」がたくさん提案されていて、勉強になります。

しかしながら、作業のスピードを高め、限られた時間をうまくスケジューリングで割り振って、徹底的に無駄を省いても、それが本当にあなたの問題を解決しているのかについては、疑問が残ります。

大学の学生と話をしていると、こんな話をよく耳にします。

「速読術を勉強して本が速く読めるようになったけど、内容が印象に残らない」
「スケジュールを決めて無駄なく勉強をしているが、成績が上がらない」
「映画を倍速で見ているが、内容が理解できない」

これは、世間でいわれている時間術の多くが、「時間をうまく使う方法」自体は記されているものの、あなたの役には立ってはいない、ということを示しています。

なぜでしょうか？
それは時間術を実践するうえで、ある重大なことを忘れているからです。

冒頭の本田宗一郎の言葉を思い出してください。

「（時間を）いかに有効に使うかは**その人の才覚**であって、

うまく利用した人がこの世の中の成功者なんだ」

つまり、時間を有効に使うということは、あくまでも**あなたの「才覚」が前提**なのです。

では、才覚とはなんでしょう？

それは、あなたの**「脳のパフォーマンス」**のことです。

脳のパフォーマンスを引き出すことをせず、ただやみくもに時間を短縮させるだけで何も残らない時間術は、脳にとってもあなたにとっても、本当に無駄でしかないのです。

脳の神経細胞は50歳から極端に減る

ここで、私からひとつ質問があります。

この本を読んでいる時点で、あなたは何歳でしょうか?

仮に40歳から50歳前後としましょう。

日本人の平均寿命は、医学が発展した現代では80歳前後になります。だとすると、あなたに残された時間は、あと30年から40年ということになります。

人生の残された時間は、30年から40年と限られている。だから、残りの時間を無駄なく使って充実した人生を送ろう、と感じたかもしれません。

しかし、それは大きな間違いです。

米国マサチューセッツ州の町、フラミンガム在住の5000人以上の住民を対象とした医学疫学調査に、「フラミンガム研究」があります。1948年から始まって、調査は現在も継続中です。

じつに70年以上にわたって、多くの一般住民の健康状態を追跡調査している画期的な研究です。

おもに心血管疾患について調査している研究ですが、そのなかで2000人近くの住民に対しては、脳のＭＲＩ検査も行われています。

図1

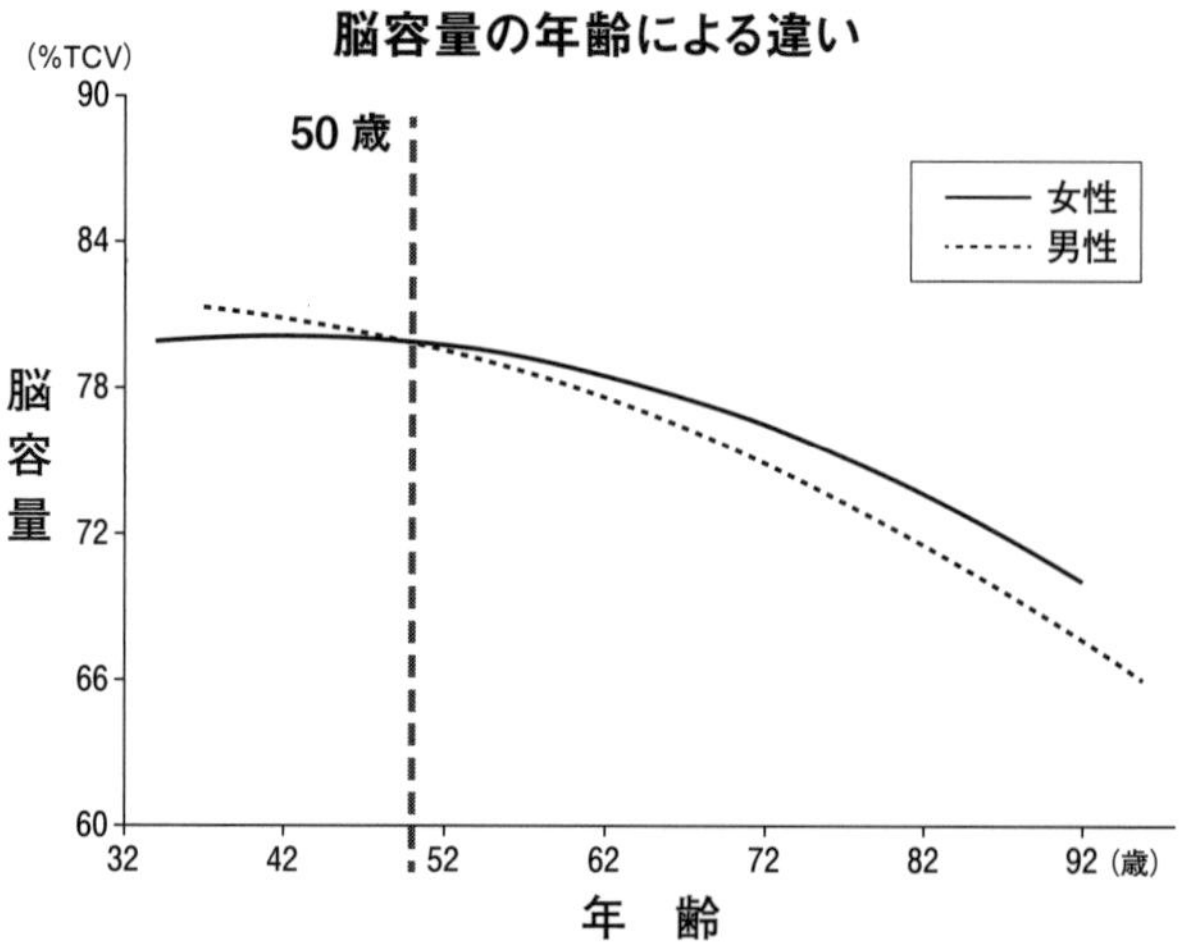

この脳のＭＲＩの検査結果を解析したところ、衝撃の事実が明らかになりました。

なんと、50歳前後を境に、**男女ともに脳の容量が、放物線を描くようにどんどん低下していることが明らかとなった**のです[※1]（図1）。

脳を構成する神経細胞（ニューロン）は、基本的には増えません。

脳の神経細胞の数は、生まれたときがもっとも多く、年をとるとどんどん減っていきます。その速度はすさまじく、1日に数万個の神経細胞が失われていくとすらいわれています。

フラミンガム研究の結果は、ただでさえどんどん失われていく神経細胞が、50歳を過ぎるとまるで歯止めがきかなくなったように、急激に失われていくことを示しています。

50歳を過ぎたあたりから、急に疲れやすくなったり、暗記ができなくなった。人の名前がとっさに出てこなくなったり、考えがうまくまとまらなくなった。このような脳のパフォーマンスの低下を実感している人も多いのではないでしょうか？

それは、**50代になって、脳の神経細胞が急速に失われ始めたから**です。

あなたがさまざまな時間術や速読法に挑戦していながらも、思ったような成果が得られないのは、まさにこのためです。

時間術を駆使して、無駄なく、効率的に時間を使ったとしても、それを使いこなす脳が十分なパフォーマンスを発揮できなければ、成果が得られないのは当然です。

もし、本書をお読みのあなたが50代なら、脳のパフォーマンスの低下はすでに始まっていることになります。40代だとしても、残された時間はわずかに10年足らずです。

本田宗一郎の言葉のとおり、神様は我々に平等に時間を与えてはくれました。しかし、その与えられた時間とは、あなたが思っているより短いのです。

「脳の健康寿命」を延ばす方法

私は医師として患者さんたちの診察を行う一方で、基礎研究も行っています。実験を通じて病気の原因を探り、治療法を発見することを目指しています。そんな私にとって何より大事なのは、「問題を解決していく力」です。

誰もやったことのない独創的な研究を考え、計画的に実験を行い、それを英文原著論文として世界に向けて発表します。こうすることで、病気に対する新たな発見が世界的に認知され、新しい治療法の発見と普及につながるわけです。

これには時間を効率的に使わなければいけないだけでなく、いかに脳のパフォーマンスを上げるかということが、次々に出てくる問題を解決していくうえで極めて大切になります。

私の専門は、糖尿病におけるインスリン分泌機序の研究です。

糖尿病の病態のカギとなる、インスリンを分泌する膵臓《すいぞう》のβ細胞の電気活動を測定するのが専門でしたが、近年、糖尿病と認知症発症の関係が注目されていることから、脳を構成する神経細胞の電気活動を調べる研究に取り組むようになりました。

なかでも、脳神経細胞が構成する回路、つまり神経回路網（ネットワーク）に着目しています。

この神経ネットワークの適切な使用、つまり、チューニングこそが脳のパフォーマンスを上げるカギなのではないか、と考えるに至りました。

そこで、膨大な量の脳科学に関する英文原著論文を読み、さらに歴史書にもあたり、古代から現代に至るで、多くの天才たちがいかにして脳のパフォーマンスを上げていたのかを詳細に検討しました。

その結果、**すべての偉人たちが実践していた共通の「脳科学に基づくメソッド」**に行きつくことができたのです。

この方法なら、加齢に伴って脳の容量が減少した場合においても、脳のパフォーマンスの低下に対抗することができます。

つまり、**「脳の健康寿命を延伸する方法」**といってもいいでしょう。

実際、私はいま50代ですが、この方法を実践することで、人の名前がとっさに出てこないといったような多くの人が悩む状態を体験していません。

20年前、私はこの方法のおかげで、当時はまだ発表した論文がまったくない状態だったにもかかわらず、オックスフォード大学に正規研究者として就職し、その後、8年間にわたって活躍することができました。そして、この方法を用いることで、いまにいたっても脳はつねにハイパフォーマンスを発揮しています。

現在は母校・福島県立医科大学に戻りましたが、45歳で主任教授に就任し、また、大学の最年少副理事として充実した日々を過ごしています。

さらには、最終責任筆者として、年間10本近い英文原著論文をコンスタントに発表し続けることもできています。

「エリートだからできるんでしょ」と思われる方もいらっしゃるかもしれませんが、決してそうではありません。

これらはすべて、**脳科学に基づき、偉人たちの行動に学んだ方法を実践したおかげ**なのです。

年齢を問わず問題を解決していく力がつく「脳の使い方」

この方法は中高年層だけでなく、勉強をしなくてはならない学生たちにも効果を発揮します。

私は大学で、毎年多くの医学生たちと接しています。

医学生にとって最大の難関は、医師国家試験です。これに合格しなくては、医師になれません。

医師国家試験合格のためには、膨大な量の知識を記憶する必要があります。ですから、通常、医学部の学生たちは、卒業の数年前から試験勉強を始めるくらいです。

試験では、内科や外科だけでなく、あらゆる診療科から基礎医学の知識までが要求されます。

しかも、ただ暗記するだけでは患者さんの役に立つことはできません。暗記した知識をきちんと応用することができるかどうかも問われます。

したがって、どんな優秀な医学生でも、試験勉強がうまくいかないというケースに陥るリスクがあります。

私はそんな医学生の相談によくのるのですが、ときに国家試験までの残りの日数がかなり厳しい状態で話を聞くこともあります。

そんなときに私は、これから本書で示す方法を教えています。

その結果、**相談に来た学生は全員、現役で医師国家試験に合格**しました。

本書で紹介する方法は、すべての世代の方の役に立ちます。

○ＡＩの台頭によって新たな発想こそが評価される時代に危機感を感じているビジネスパーソン
○勉強したことが身につかない学生
○記憶力に自信がなくなってきた高齢の方
○アイデアを思いつくのが苦手な方
○頭のなかがごちゃごちゃしていてうまくアウトプットできない方

……などなど、ぜひ本書の内容を実践して、脳が持つ最高のパフォーマンスを引き出し、あなたの前に立ちふさがる壁を乗り越えていってください。

時間は確かに有限です。

しかし、いますぐアクションを起こせば間に合います。

では、始めましょう。

1 章

「問題解決力」について
はじめに知ってほしい
ふたつのこと

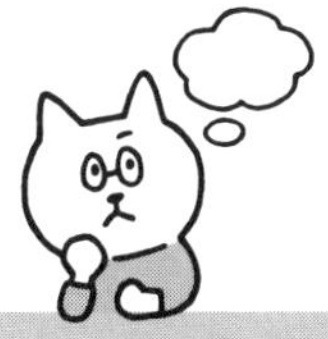

脳の使い方についての誤解

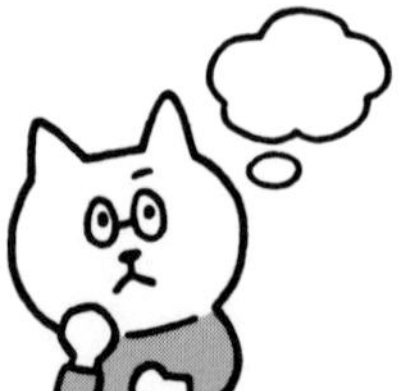

脳は記憶する
ためだけに使う
場所ではない

多くの人が脳を〝記憶する場所〟である、と考えています。
もちろん、脳の重要な機能のひとつは、「記憶する」ことです。
しかし、脳にはもっと重要な働きがあります。
それは、「ものを考える」ということです。

考えることこそが、脳のもっとも重要な働きです。

脳を記憶にだけ使っていては、もったいないのです。

記憶力を競う「世界記憶力選手権」という大会があります。

この選手権で競われるのは、ランダムな事物に対する記憶力です。

たとえば無作為の単語や数を5分間や10分間という限られた時間で記憶し、それを正しく回答することで記憶力を競います。

選手たちは〝メモリーアスリート〟と呼ばれており、見ているほうも選手たちの記憶力のすごさには心から感銘を覚えます。

しかし、選手たちはあくまでも「アスリート」として記憶力を使っています。

競技の目的は、記憶したことを応用して何かを生み出したり、成し遂げたりすることではありません。

これは、脳のなかの限られた機能である「短期記憶力」を競っているのです。

つまり、脳の持つ無限のポテンシャルのほんの一部に特化して競っていることになります。

しかし、脳の持つ本当の力は記憶力だけではありません。

いちばん大事な能力は、先ほどもお伝えしたように「考える」ことです。

人生のすべての出来事を記憶している人たちの苦悩

人間の記憶は、じつはかなりあいまいにつくられています。

たとえば今朝、朝ごはんを食べたときのことを思い出してください。

何を食べたかは、思い出せると思います。

では、ごはんを食べながら朝のニュース番組を見ていたとしたら、アナウンサーが着ていた洋服がどんなものだったかを正確に思い出せるでしょうか？

思い出せないはずです。

つまり、人間の記憶とは、大ざっぱに記録されるようにできているのです。むしろ、**正確すぎる記憶は邪魔**なのです。

記憶力があまりにもよすぎると、人間は日常生活を送ることもままならなくなってしまいます。

「超記憶（Hyperthymesia）」と呼ばれる能力を持つ人たちが報告されています。この能力を持つ人たちは、体験したことすべてを細かく記憶し、数十年たっても記憶があせることなく、まるで昨日のことのように思い出すことができます。

しかし、この能力を持つ人たちは、正確すぎる記憶に悩まされています。昨日の記憶と10年前の記憶が同じように鮮明なため、区別することができなくなってしまうのです[※2、※3、※4]。

この能力を持っている人は、自分の記憶力について「疲弊するし、重荷でしかない」と語っています。

つまり、実際に効率的に脳を使うには、「正確に物事を暗記するため」に使うことは間違っているのです。

脳を記憶のためだけに使う無意味さについては、あなたも体験したことがあるのではないでしょうか。

試験の前日に一夜漬けで暗記した内容は、試験の翌日には忘れてしまいます。

いわゆる「試験前夜の一夜漬け」ですが、わずか一晩という最短期間で試験内容を正確に暗記した点からすると、時間術の究極の成功例ではあります。

しかし、脳のなかに記憶された情報をすぐに忘れ去ってしまうため、まったく役に立たない脳の使い方ともいえます。

時間術に成功しても、**自分の脳を無駄遣いしてしまった典型的な例**です。

脳にとって本当に正しい使い方をする場合には、記憶はあくまでも「大ざっぱ」にざっくりと覚えればいいことになります。

細かい点は、ノートにとっておけばいいわけです。

その際に効果的なノートのとり方をすると、脳のパフォーマンスを上げることができるのですが、この話はのちほど詳細にお伝えします。

情報はざっくり記憶することが大事であり、それをもとに**考察することこそが、脳に本来やってもらうべき働き**なのです。

記憶のメカニズム

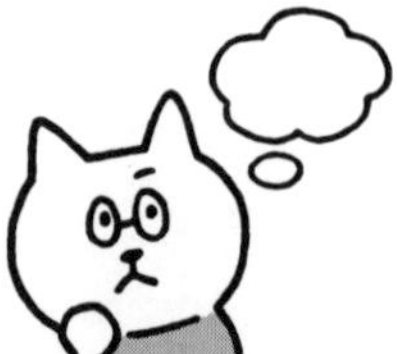

脳を制御しているのは化学物質か電気か

ウィリアム・ギブソンという作家が書いた『記憶屋ジョニィ』という小説があります。

この『記憶屋ジョニィ』は、キアヌ・リーブス、北野武《きたのたけし》らが出演し、1995年に「JM」のタイトルで映画化されました。

さて、この作品の主人公は、インプラント型の記憶装置を脳に埋め込まれています。

後頭部にある接続端子を通じて、脳のなかの記憶装置に機密情報を直接アップロードして運ぶ「情報の運び屋」という設定です。

同じ理屈は、１９９９年公開の映画「マトリックス」においても描かれました。

この「マトリックス」では、人間が端子を通じて巨大なコンピュータに接続され、人々はコンピュータのつくり出す仮想現実のなかで日常生活を送っているという設定でした。

「ＪＭ」と「マトリックス」では、脳のなかに直接情報が送り込まれるという設定がとてもリアルです。

しかも、これらの作品では、情報が接続端子を通じて人間の脳のなかにアップロードされます。

つまり情報は、「電気信号」として脳に送り込まれていることになります。

ここが大事です。

脳は電気信号が制御しています。

もしあなたが脳に詳しい知見をお持ちだったら、「脳をコントロールしているのは、アセチルコリンとかグルタミン酸とかいう化学物質ではないのか？」と思ったかもしれません。

脳を制御しているのは、電気なのか？
化学物質なのか？

じつは、アセチルコリンやグルタミン酸などの化学物質は、神経伝達物質とも

図2

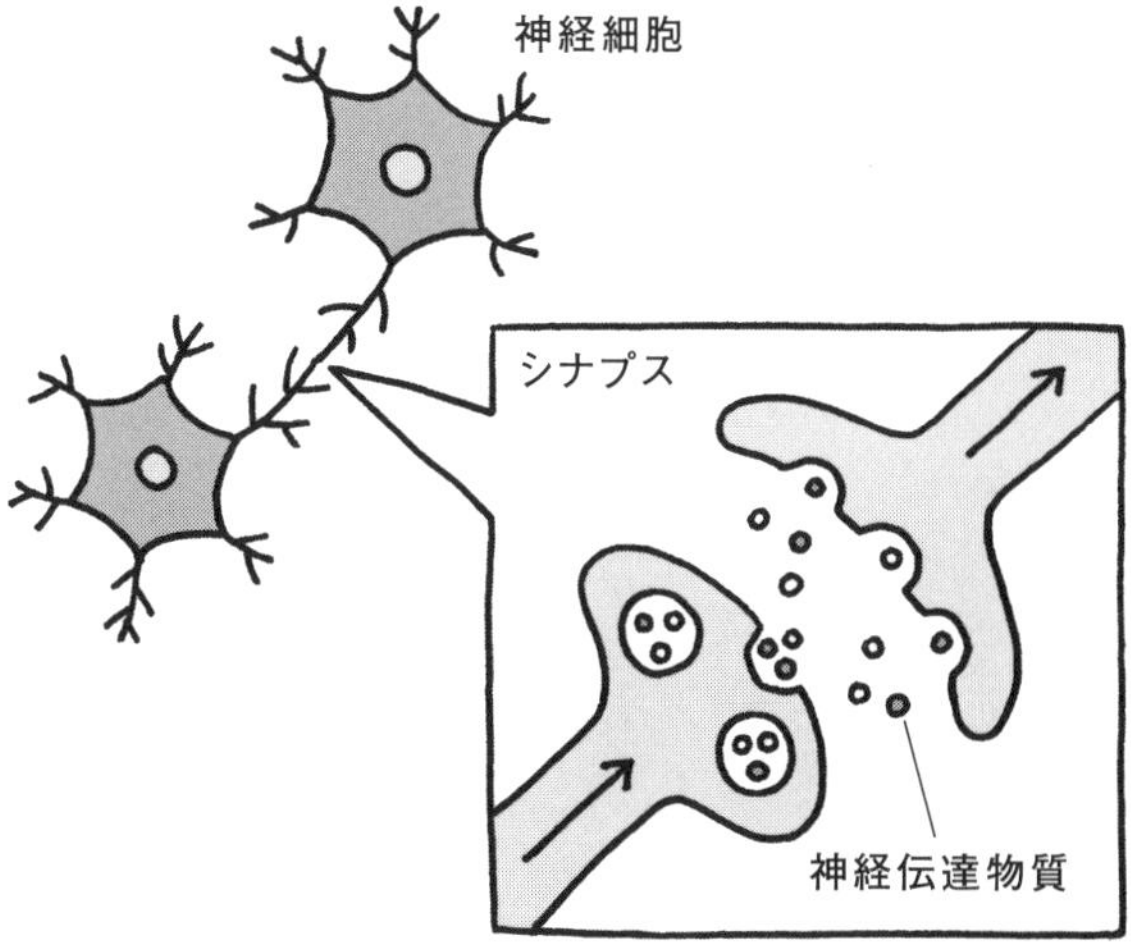

呼ばれます。

脳は情報をあくまでも電気信号として、ひとつの神経細胞から次の神経細胞へと伝達していきます。

それぞれの神経細胞は突起を伸ばし、伸ばした突起の先で、別の神経細胞につながろうとします。

このつなぐ部分のすきまを「シナプス」と呼びます。

そして、そのわずかなすきまに、アセチルコリンやグルタミン酸といった神経伝達物質が放出され、次の神経細胞の電気活動をコントロールすることで、情報を電気信号として伝達していくのです（図2）。

こうしたシナプスを通じて神経細胞同士はお互いに連携し、細かく幾重にも複雑につながり合った回路をつくって電気信号を伝え合うことで、脳は複雑な作業をこなしています。

つまり、**脳は巨大な電気回路**なのです。

「勉強すると脳のシワが増える」はウソ

小さいころ、「勉強すると脳のシワが増える」とまことしやかにいわれたことがある人もいるかもしれませんが、これはウソです。

シワが増えるということは、脳神経細胞の数が学習に伴って増えるということになりますが、それはありえません。

もし、学習したことが神経細胞そのものに貯蔵されるのだとしたら、新たなことを学習するたびに神経細胞が増えることになります。

そんなことになったら、勉強するたびに脳が大きくなっていき、脳が頭蓋骨のなかに収まりきらなくなってしまいます。

では、知識はどうやって脳のなかに蓄積されるのでしょうか？

脳が学習し、記憶する際のメカニズムについては、まだよくわからない部分も多く、いまなお世界中で熱心に研究が行われています。

しかし、その基礎的な仕組みについてはわかっています。
それは**神経細胞同士のつながりと、その強さ**にあります。

つまり、すでに存在している神経細胞同士に「新しいつながり」をつくることで、新たな情報を記憶させているのです。

神経細胞は、新しい情報がインプットされると突起を伸ばしていって、近くの神経細胞が伸ばしてきた突起と、まるで手を取り合うかのようにつながります。
この指先が触れ合っている部分が、前述の「シナプス」と呼ばれる場所です。

シナプスを介した神経細胞同士のつながりがいくつもできて、やがて回路をつくります。
この神経回路、あえて言い換えるなら**「記憶回路」こそが、記憶の正体**と考えられます。

インプットされた情報は、脳のなかの「海馬」という場所にまず保存されます。海馬は脳の奥深くに存在しています。つまり、それだけ重要な機能を担う部位といえます。

細かく書くと複雑になるので省略しますが、この海馬に保存された情報は、情報として重要な部分が残るように適切な処理が行われたのち、一時的に保存されます。

海馬に蓄えられる記憶は、あくまでも一時保存です。

じつは、この状態のままだと、長くても1カ月後には海馬から記憶が消去されてしまいます。

つまり、何もしなければ、**1カ月後には思い出すことができなくなってしまう**のです。

この海馬に情報が一時的に蓄えられたあと、「重要な情報」と判断された場合には、その情報は海馬から取り出され、脳の表面にある側頭葉と呼ばれる部分などに、長期間、「記憶回路」として保存されます。

この海馬から側頭葉などに取り込まれた情報こそが、脳のパフォーマンス向上につながる情報になるのです。

なぜ記憶回路が脳のパフォーマンス向上に関係するのか。

それは、この記憶回路が、問題の解決やアイデアを出すときにおいては、**「知識のテンプレート」として応用が効くものになる**からです（図3）。

これでおわかりいただけたと思います。

図3

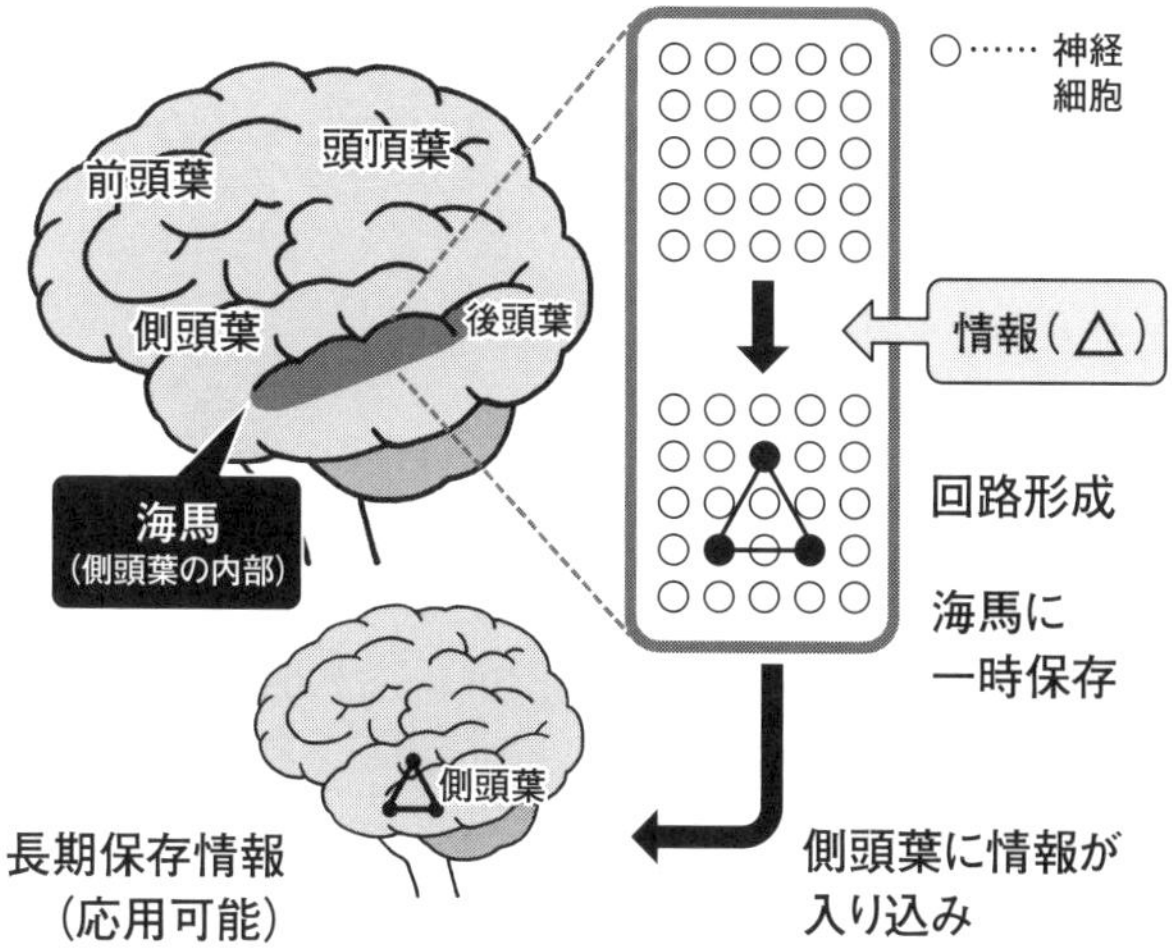

あなたがさまざまな方法で試している時間術やインプット法で覚えた多数の情報は、ただ海馬にとどまっているだけで、そのうち消えてしまう記憶になっています。

つまり、努力してインプットした情報は、海馬から先に行くことなく、脳にとって必要のない情報として、消されてしまっていることになります。

いままで試していた方法では、〝海馬止まり〟なのです。

1カ月後に「大切な情報」として残るように、海馬から側頭葉に記憶回路をつくらないと、「知識のテンプレート」も生まれません。

あなたががんばって身につけた時間術やインプット術の効果が十分に感じられないのは、そのせいです。

つまり、**海馬に一時保存された情報を、いかにして側頭葉に長期保存情報として移行できるか。**これが、脳のパフォーマンスを上げるうえで重要なポイントになります。

そして、このときに側頭葉に刻み込まれた記憶回路が多ければ多いほど、問題が起こったときに「知識のテンプレート」を当てはめることで、解決策の糸口を見つけることが可能となるのです。

だからこそ、海馬にとどまっている情報をいかに側頭葉に移動させ、長期保存に耐える情報とし、そこからさらに応用可能な情報にしていくか。

これが問題解決力を高めるポイントになります。

62歳で海馬の細胞が増えたロンドンのタクシー運転手

イギリスの首都・ロンドンで、いちばん頼りになるのはタクシーです。

ロンドンの道は、裏道まで入れると、極めて入り組んでいて複雑です。

2000年に『米国科学アカデミー紀要』に発表された研究によると、この複雑な道路網を間違いなく運転するロンドンのタクシー運転手は、一般の人と比べて記憶を司る海馬が大きくなっていることが確認されました。[※5、※6]

しかも、この海馬領域の増大は、運転手の年齢には関係なく、勤務経験の長さに相関するかたちで認められました。

つまり、**タクシー運転手としての経歴が長ければ長いほど、海馬が発達していた**ことになります。

海馬が大きくなっていたことは、注目に値します。

「脳の神経細胞は年をとるにしたがって減っていく一方だ」と前述しましたが、ひとつだけ例外があります。

記憶の一時保存場所である海馬に存在する特定の細胞（顆粒《かりゅう》細胞）にだけは、増殖する能力があるのです。

ロンドンのタクシー運転手は、ロンドンの複雑な道を何度も運転することで道路網を記憶し、その結果、海馬が鍛えられて海馬の顆粒細胞が増殖。ゆえに記憶力が高まったことを示唆していると考えられます。

これは、とても重要なことです。

海馬が大きくなることを示した研究に参加したロンドンのタクシー運転手の年齢は、もっとも若い人で32歳、最年長は62歳でした。

つまり、脳の容量が急激に減少に転ずる年齢である**50歳を超えた運転手でも、海馬の増大は確認されている**ということです。

脳のパフォーマンスを最大限に引き出すためには、年齢には関係なく、脳を鍛えればいいことになります。

認知症などでもっとも大きな問題となるのが記憶力ですが、その記憶力を司る「海馬」が年をとってからも鍛えられるということは、医療に従事する者としても朗報です。

いままでの脳トレは効果が薄い

ただ、気をつける必要があります。
脳を鍛えるということから、「脳トレ」と呼ばれるパズルなどに取り組もうと考えた人もいるかもしれません。

じつは、**脳トレと呼ばれる方式は、脳のパフォーマンスを上げるという意味においては効果が薄い、**ということがすでに多くの研究で確認されています。[※7]

まったく効果がないわけではないのですが、効果的な脳の鍛え方とはいえないのが現実のようです。

加齢に伴う脳のパフォーマンスの低下に対抗するには、手遅れになる前に、正しい方法で脳を鍛えなければならないのです。

本書で紹介する方法は、最新の研究に基づき、加齢による脳機能の低下にも対抗した正しい脳の使い方になっています。

ぜひ、参考にしてみてください。

2章

脳の「やる気」を引き出す3ステップ

脳を整える

脳のやる気を
引き出すための
土台づくり

仕事のパフォーマンスを上げようと考えたとき、時間の効率的な使い方、つまり時間術をマスターすることから考える人が多いと聞きます。

しかし、**あなたのパフォーマンスを上げるのは、あくまでも脳**です。

脳の「やる気」を引き出せていないのに、時間の効率的な使い方だけ実践しても、効果を上げることは困難といわざるをえません。

野菜や米が実る田畑にいちばん大事なのは、土壌です。

肥沃《ひよく》で豊かな大地で育てるからこそ、おいしい野菜や米を収穫することができるのです。

荒地に野菜や稲は育ちません。

同じように、最高のパフォーマンスを発揮してもらうための土壌を、脳に用意しなければいけません。

脳をベストの状態に整えておくことで、あなたは最高のパフォーマンスを発揮できることになります。

最新の研究成果に基づいた、脳のやる気を引き出すコツは、3ステップで行います。

STEP1

「90分単位の睡眠」で思考をクリアにする

ウルトラディアン・リズムを整える

「ウルトラディアン・リズムを整える」とは、睡眠のリズムを最適な状態に保つことで、脳と体の質を向上させ、脳のやる気を引き出す土壌をつくる技法です。

睡眠は脳を休めるためにある、または記憶を定着させるために役立つと言われてきました。

いずれにしても、脳があっての睡眠と考えられていました。

しかし、近年の発見から、脳の存在しない原始的生物であるヒドラにも睡眠が存在することが確認されました。これにより、睡眠は脳だけでなく、体全体の修復を行う役割があると考えられるようになっています。[※8]

つまり、**睡眠は脳だけでなく、全身のパフォーマンス向上に重要な役割を果たしている**のです。

正しい睡眠は、脳と体のパフォーマンスの向上には欠かすことができません。

ここで睡眠について、脳の観点から考察してみましょう。

睡眠にはリズムがあります（図4）。

そもそも生体にはリズムがあることが知られています。体温の変化やホルモンの分泌量には、1日のなかでリズムがあるのです。

1日単位で起きるリズムを、ラテン語で「おおよそ1日」を意味する「サーカディアン」という言葉を用いて、「サーカディアン・リズム」と呼びます。

図4

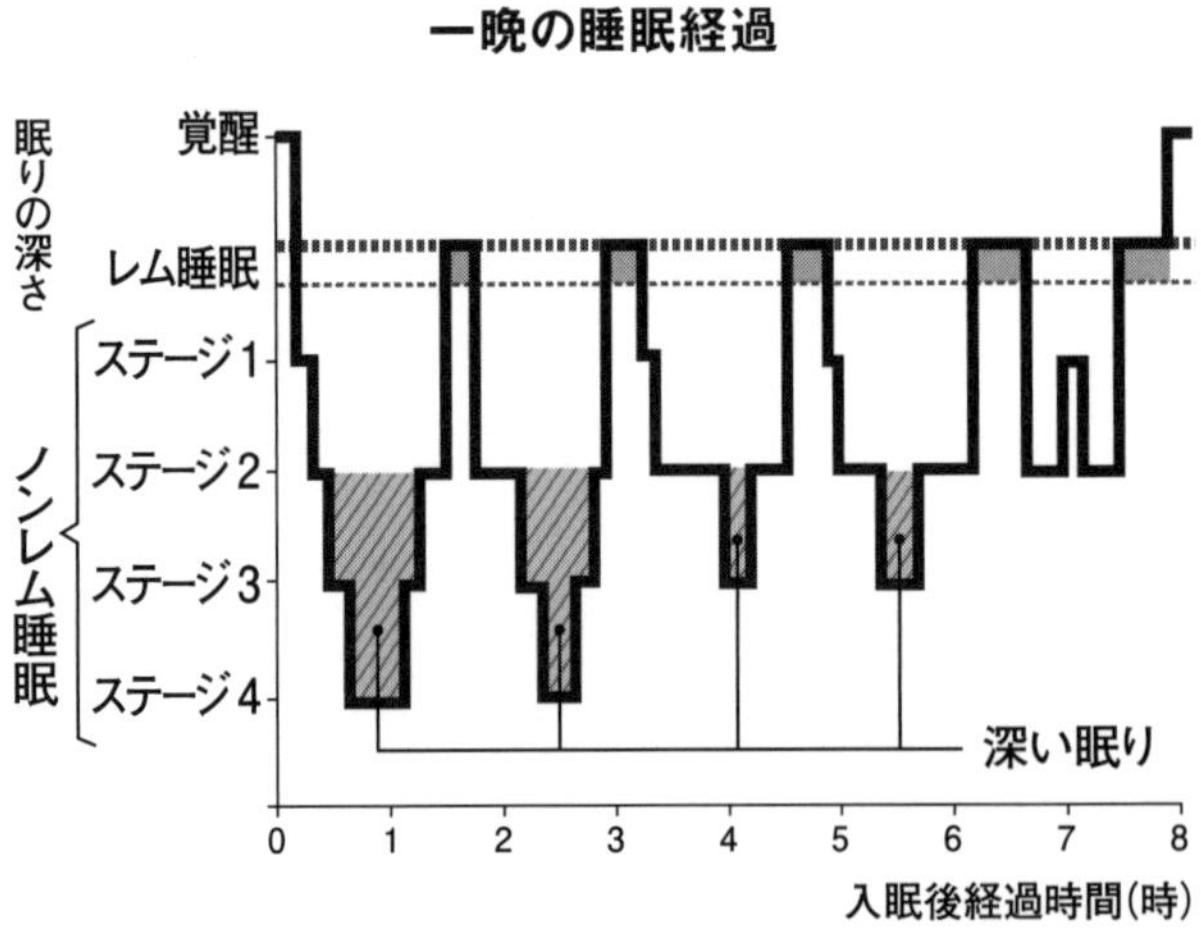

それに対して、数時間ないし数分単位の生体リズムのことを「ウルトラディアン・リズム」といいます。

図4を見ていただければわかるとおり、睡眠は浅い眠り（レム睡眠）と深い眠り（ノンレム睡眠）を、約90分ごとのリズムで繰り返しています。

長く寝れば寝るほど疲れがとれると一般的には考えられがちですが、じつはそうではありません。

長時間しっかりと眠ったはずなのに、なんだか眠いしパフォーマンスが悪い。そんな不調を誰しもが一度は経験していると思います。

これは、「ウルトラディアン・リズム」を無視した睡眠をとってしまったからです。

睡眠は90分のリズムで、浅い眠りと深い眠りを繰り返しています。

起きたときに寝覚めがよく、1日のパフォーマンスが上がるのは、睡眠周期の後ろ側に現れる浅い眠りの瞬間に起きた場合です。

つまり、長時間寝ても深い眠りのときに無理やり起床すると、まだ眠い感覚が日中も残ってしまい、結果的に全身のパフォーマンスも落ちてしまうのです。

したがって、**脳と全身のパフォーマンスを上げるためには、90分単位での睡眠**

（つまり90分の倍数の睡眠時間）をとることをすすめます。

私の平日の睡眠時間は、1日4・5時間（90分×3、つまり270分）です。これでも昼間はほとんど眠くなりませんし、脳も体も高いパフォーマンスを維持できていると感じています。

ただし、注意が必要なのは、この90分（1・5時間）というウルトラディアン・リズムは、睡眠不足や寝ついた時間などの小さな要因で、簡単に影響を受けて崩れてしまうことです。

ですので、まずは寝る時間をしっかりと決め、**毎日、決めた時刻にベッドに入ることが大切**です。

また、疲れているときは、きちんと長めに睡眠時間をとることも大事です。

私のように短い睡眠時間を心がける必要はありません。

かくいう私も、土曜日の夜だけは90分単位で合計540時間（90分×6、つまり9時間）寝て、心身の疲れを完全にとるようにしています。

どれだけの長さの睡眠をとるにしても、90分単位での睡眠を実践すれば、脳と体のパフォーマンスを向上させる土壌をつくれるのです。

STEP2

レジスタンス運動でBDNFを増やす

短時間の筋トレが脳にとってもいい理由

脳のパフォーマンス向上は、インプットした情報を活用することによって行われています。

したがって、情報をきちんと「長期記憶」として、脳に刻み込むことが大事です。

インプットされ、重要と判断された情報は、前述のとおり「記憶回路」として脳に記録されます。

つまり、土台となる記憶回路を最適な状態にチューンアップできれば、脳のパフォーマンスを向上させることにつながります。

記憶回路こと神経回路は、「神経細胞」と「シナプス」でできています（47ページ図2）。

ですから、神経細胞とシナプスを最高の状態に保てれば、神経回路の形成と維持、そして活性化が起きます。

この神経細胞とシナプスの状態を最適化して、パフォーマンス上昇を促すもっとも効果的な方法が、運動です。

脳のなかには、**BDNF**（脳由来神経栄養因子 Brain-derived neurotrophic factor）と呼ばれる物質があります。

このＢＤＮＦは、脳のパフォーマンスを向上させるカギとなる物質です。

ＢＤＮＦは、記憶を司る海馬において、神経細胞の新生を促していると考えられています。

また、神経細胞そのものだけでなく、シナプスを新たにつくったり、その信号伝達の効率を上げたりする作用があります。

つまり、ＢＤＮＦこそが脳のパフォーマンスを上げているともいえます。

この物質、ＢＤＮＦを脳内に増やすもっとも効果的な方法が、じつは運動であることがわかりました。[※9]

運動の内容としては、軽く息が切れる程度の速足のウォーキング、またはジョギングがよいとされています。

しかし、近年の研究から、短時間のレジスタンス運動（筋肉に負荷をかける運動）、つまり筋トレなどでもＢＤＮＦの発現が高まると考えられています。

ですので、時間に余裕のある人は、ジョギングなどの運動を時間をかけて行い、忙しくてなかなか時間がとれない人は、短時間でもいいので軽い腹筋運動やスクワットなどのレジスタンス運動を行ってみてください。

習慣的に行うことによって脳内のＢＤＮＦが増え、ハイパフォーマンスを発揮する脳の土台をつくることができます。

STEP 3

「快感回路」を刺激する

ドーパミンを活用したモチベーションアップ法

人が何かを成し遂げるときにカギとなる物質があります。

それが、「ドーパミン」です。

脳の奥深くにある「腹側被蓋野《ふくそくひがいや》」という箇所で神経細胞によってつくられるドーパミンは、神経回路を通じて「側坐核《そくざかく》」と呼ばれる場所などに放出されます。

このドーパミンは、脳に対して「欲求が満たされた」という感覚、つまり快感を生じさせます。

図５

「快感回路」の仕組み

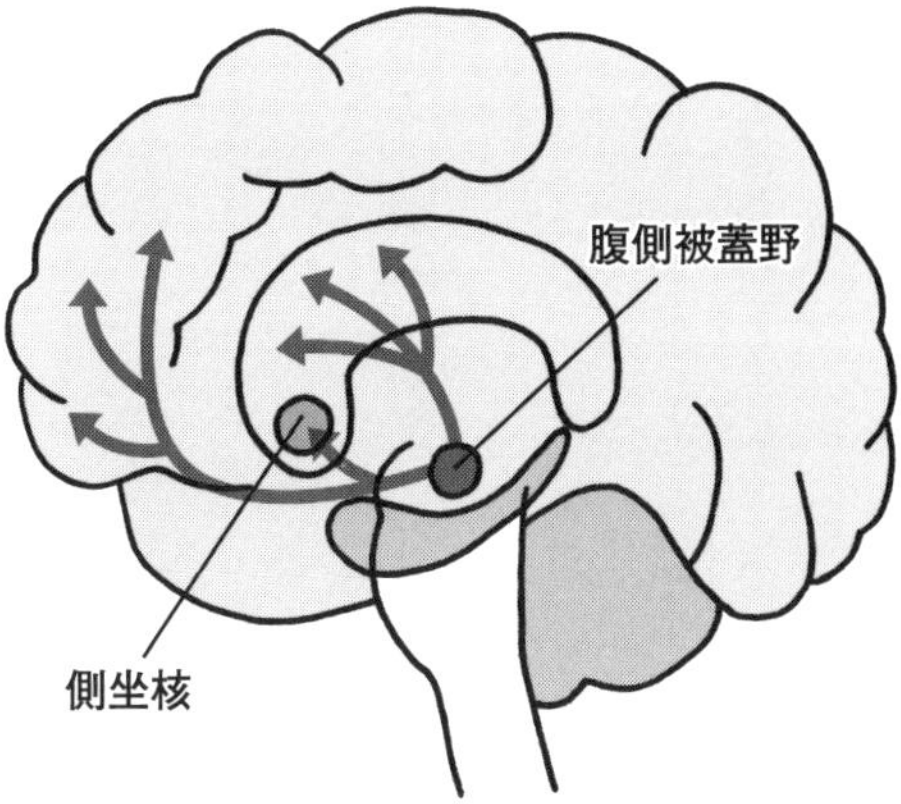

腹側被蓋野と側坐核を結ぶ神経回路のことを、通称「快感回路」と呼びます（図５）。

結局のところ、脳がハイパフォーマンスを発揮しているときというのは、この「快感回路」が活性化されているときになります。

趣味に没頭しているとき、充実した仕事をこなしているとき、人は必ず「充実感」という「快感」を感じています。

この「快感」を求めて、人は、一生懸命物事に取り組みます。そして、一生懸命に取り組んでいるとき、脳はハイパフォーマンスを発揮しています。

つまり、脳のパフォーマンスを向上させるということは、物事を楽しむ、すなわち快感を感じることです。

子供のころから、「努力とは尊いものだ」と教えられてきた人も多いと思います。

何かうまくいかないと、親や学校の先生に、「努力が足りない」「もっと努力しなさい」と言われてきたことでしょう。

しかし、脳のやる気を引き出して何かを成し遂げるためには、「努力」は、もっとも効率の悪い方法だといわざるをえません。

努力とは、「いやなことを我慢してがんばる」ことです。

いやなことをがんばって続けても、残念ながらドーパミンは出ません。

なぜなら、好きでやっている人は、やればやるほどドーパミンが脳内で分泌され、快感回路が刺激されて、快感をさらに求めてずっとやり続けることができるからです。

脳のやる気を引き出すためには、目標とすることを「好き」になる、またはその目標を達成することで快感が得られる方法を見つける必要があります。

ですが、社会生活を送るうえでは、自分にとって「いやなこと」「気が進まないこと」をしなくてはならないときがあります。

私も実験をしたり論文を書いたりすることは好きですが、大学教授としてこなさなければいけない事務的な仕事もあります。

これらの仕事は確かに必要ですし、大事な仕事だと理解していますが、モチベーションを持って楽しんでやることが難しいことは認めなければなりません。

あなたも、避けて通れないがモチベーションが上がらない「やりたくない仕事」を、ひとつは必ず抱えていると思います。

その「やりたくない仕事」は、なるべく最低限の時間でこなしたいと思っているはずです。

このような場合においては、**ドーパミンを介した快感回路を活用する**ことが効果的です。

高いハードルを用意し、達成感を演出する

では、どうすればいいのか。

まずは、気が進まない仕事をするとき、求められている成果の1・2倍の成果を生むことを目標にしましょう。

たとえば、新製品の報告書の提出を上司に求められた場合、「新製品の優れている点を列記」すれば報告書としては十分であったとしても、「過去の同様の商品との比較」という独自の視点を入れ、さらにクオリティの高い報告書の提出を目指す、といったことです。

これによって、いやな仕事に対してハードルの高い目標が設定されるため、仕

事に対する感情面に意識が向かず、「目標を達成すること」に意識が向きます。

人は、目標を達成することができれば、充実感や達成感が快感となります。

つまり、快感回路が刺激されることになるので、いやな仕事も「ゲーム」として進めることができます。

しかも、その仕事の結果は、当初より質（クオリティ）の高いものにもなります。

仕事術と時間術を考えて、やりたくないことを効率的に進めるためには、**ワンランク高い目標をあえて自分で設定して、その目標を達成することで感じる充実感（快感）を報酬にして一気に進めると効果的**です。

また、やりたくなかった仕事でさえ充実感を感じられるようになるだけでなく、最短時間でこなすことができるため、残った時間で自分にとって本当に大事なことに集中することができます。

脳のやる気を引き出す
3STEP（まとめ）

改めてパフォーマンスを高めるための脳の準備を整理します。

①決められた時間に就寝し、睡眠時間は90分の倍数。

②運動を習慣的に行う。ジョギングのような持久運動または筋トレのようなレジスタンス運動を毎日行う。

③やりたくない仕事をするときには、あえて高い目標を自分で定めて、仕事そのものの負荷を高め、達成感を演出する。

これで、パフォーマンスを上げるための脳の土台づくりが整ったといえます。
これからが実践編になっていきます。

3章

問題解決力を上げる「脳内ライブラリー」のつくり方

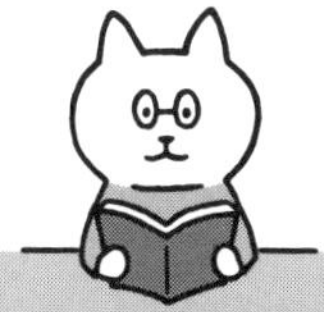

悩みと関係なさそうな知識にこそ価値がある

必要と思う情報のなかだけに答えがあるわけではない

問題解決力を上げるために必要な、アウトプットを最大化するハイパフォーマンス脳を手に入れたいと望むなら、**情報をいかに効果的に脳にインプットするかが大切**です。

そのためには、脳内に、バラエティに富んだ情報を保存する「脳内ライブラリー」を築き上げることが大事です。

「脳内ライブラリー」の内容は、あなたがいま必要と思っている情報だけでなく、関係ないような情報もたくさん蓄えておいたほうが、じつは仕事においても、普段の生活においても、そして人生においても有利になります。

想像してみてください。

日本において最大の蔵書点数を誇るのは、国立国会図書館（約4600万点）。世界ではアメリカ議会図書館が最大（約1億4700万点）だそうです。

もしあなたの脳内にそれだけの知識が詰まっていたら、抱えている問題や課題、悩みを解決する手段が簡単に見つかりそうではありませんか？

「脳内ライブラリー」を築くには、インプットされる情報の量と質が大切です。

まずは量について考えてみましょう。

いかにしてたくさんの情報を脳内ライブラリーにインプットするかについて、説明していきます。

情報の量は
どうやって増やすのが正解か

「脳内ライブラリー」に情報をたくさんインプットさせ、蓄積させるために大事なのは、「インプットする方法」です。

我々が情報をインプットするために使用できる体の器官は、おもに視覚（目）と聴覚（耳）になります。ですから、大量の情報を脳にインプットさせるためには、**大量の情報を読み、聞き、見る必要**があります。

この本を手に取ってくださっているということは、普段から本でインプットすることを大切にされている方なのだと思います。

ですが、本をきちんと1冊読むとなると数時間から数日はかかりますし、より要約された映画や情報番組を視聴するにしても時間はかかります。

そこで、速読術や動画の早送り再生などの方法で情報をインプットする時間を短くするのが、「時間術」です。

しかし、冒頭で記しましたが、
「速読術を勉強して本が速く読めるようになったけど、内容が印象に残らない」
「映画を倍速で見ているが、内容が理解できない」
といった悩みを抱えている人は、多いのではないでしょうか。

せっかくインプットを素早く行おうと時間術を会得したのに、インプットした情報が「使えない情報」になってしまっては、元も子もありません。

なぜ、このようなことが起きてしまうのでしょうか？

それは、脳の特性を無視して、時間だけを短縮し、情報をインプットしようとしているからです。

脳の特性にしたがって速読や倍速再生動画の視聴を行えば、「使える情報」としてきちんと脳にインプットされ、ライブラリー化されます。

速読法に関する誤解
――速読できる本とできない本がある

速読を行う際に気をつけなければならないのは、つねに「目的を意識する」ことです。なんのために速読したいのかを明確にしないといけません。

速読の目的は「早く本を読み終える」ことでは当然なく、**「効率的に情報を脳**

にインプットする」ことであることを意識してください。

いままでに提唱された速読法がうまくいかないのは、「すべての本で速読ができる」という大きな誤解があるからです。

速読には、適した本と適していない本があります。

本は、文字で書かれた文章によって構成されています。

しかし、インプットされる情報は、本の内容によって大きく異なります。

「文字で構成された読みもの」という共通点だけに注目して本を読んでしまったら、本来の目的を達成することができません。

たとえば「布でできた、着るもの」という共通点だけに注目して、パジャマと水着を同じものと考えて同じ使い方をしたら、大変なことになります。

パジャマを着て泳ごうとしても、うまく泳げるはずがありません。
水着を着て寝ても、安眠することはできません。

目的を無視しては、うまくいきません。

読書は、どんなジャンルの本を読んでも、脳内ライブラリーを充実させることができます。
しかし、本を読むことでインプットされる情報は、本のジャンルによって異なります。

代表的な例を見ていきます。

速読ができない本の筆頭は、「小説」です。
小説を読むことの目的を考えてみましょう。

小説を読む際に大事なのは、登場人物に感情移入することです。

小説を読む目的は、登場人物（つまり他人）の活動、心の動きを知り、他人の人生を追体験し、その経験を疑似体験として「経験値」という情報を脳内ライブラリーにインプットすることです。

本来、人は自分の人生を1回しか体験できませんが、小説を読むことでいくつもの人生を体験して経験値としてインプットし、自分が人生において同様の悩みや選択肢に直面した際に参考にしたり、または自分の周囲で困っている人がいたら解決策を考えたりというかたちでアウトプットさせます。

登場人物（他人）の人生を追体験する小説は、**単純な情報ではなく「心に響く情報」として脳内ライブラリーにインプットする必要**があります。

なぜ小説を速読せずに読むことを勧めるかというと、小説は**「〝登場人物の追体験〟をすることで、脳のなかに情報として長期間保存されやすい」**ことが脳科学研究から明らかになっているからです。

小説を読めば運動をしたことと同じ経験が手に入る

米エモリー大学において行われた検証において、被検者に対して、主人公に肉体的アクションがあり、かつハラハラドキドキする内容の小説を読ませたあとに脳の状態を観察したところ、読書後、数日間にわたって脳の運動機能を司る部分の活性が高い状態に保たれていることが確認できました。※11

被験者は静かに座って、主人公が「肉体的アクション」を演じる小説を読んだだけにもかかわらず、実際に体を動かしたかのような反応を脳が示したのです。

これは、その状態が記憶として脳のなかに保存、つまりライブラリー化されていたことを示しています。

さらにこの実験結果は、運動の疑似体験がきちんと脳にインプットされて保存されたことも示しています。

感情が揺さぶられる体験を、小説を通して疑似体験すれば、脳内ライブラリーにきちんとインプットされて保存されることがわかったのです。

このことからわかるように、小説の場合は、速読してしまうと科学的な面からも読む意味がなくなってしまうといえるでしょう。

脳内ライブラリーのつくり方1

膨大な量の情報をインプットするコツ

脳科学研究で唯一効果的と確認された速読法とは

２０１６年に米カリフォルニア大学の研究者たちが行った検証によると、世の中で提唱されている速読法は、ほぼすべての方法が理解力において効果は薄いとされました。[※12]

なぜ効果が薄いとされたかというと、文章を目で捉えて早い速度でインプットできても、**脳が処理する速度がインプットされた文字情報に追いつかないから**です。

つまり、脳の処理速度を超えてインプットの速度を上げても、「内容が理解できていない」ことになるのです。※12

しかし、カリフォルニア大学の研究チームが、数ある速読法のなかで**唯一有効な速読法と判定したのが、「スキミング」といわれる方法**です。※12

スキミングは、本のページのなかから「有効な情報が書かれている部分」を読者が見つけ出し、その部分をきちんと読むことによって本のなかの大事な情報のみを脳に入力する方法です。

この速読法に適している本は、ビジネスカテゴリーなどの実用書です。

とくに新書のように特定のテーマに特化した本は、スキミングによって短時間で多くの情報を入力し、脳内ライブラリーに登録することに適しています。

では、具体的にどのようにしてスキミングを実践すればいいのかについて説明します。

スキミングのカギとなるのは、本のなかから「重要な情報」が記されている部分を見つけ出すことです。

ただ、本の著者がどこに重要な情報を書いているのかは、一瞥《いちべつ》しただけではわかりません。

研究によれば、スキミングを効果的に使っている人は、文章の最初の一段落をしっかりと読み、そのあとに続く段落の最初の数文を読みます。そこから得られる情報から、その後の文章が重要な情報を含むか否かを判断し、読み飛ばすかきちんと読むかを効果的に決めている、と説明しています。※12

一読しただけではわかりにくいと思うので、あなたがスキミングを実践できるように、より具体的に説明します。

まず、速読の対象となる本の内容が、どのように構成されているかを考えてみましょう。

本は内容によって分けられています。

具体的には、「章」と「節」に分かれています。

○第1章

第1節　XXについて

第2節　○○について

〜

〜

第×節　まとめ

本を書く場合、基本としては「章」が大きなひとつのテーマを扱い、「節」がその章のテーマをさらに分割した小テーマについて述べています。

そして、節ごとに訴えようとする小テーマの情報は、ひとつの塊としてきちんとまとまっています。

節の中身の構成としては、通常、段落で区切ることによって、以下のようになっています。

- ●導入（ひとつの段落で話題の紹介）
- ●解説（複数の段落を用いて話題の結論に至るための理屈づけを提示）
- ●結論（取り上げた話題を一段落用いてまとめる）

書き手としては、おもしろく読めるように、「導入」「解説」「結論」と、順番に「物語性を持った流れ」をつくって書いています。

しかし、内容を「情報」として取り扱い、脳へのインプットを最優先で考えた場合、この「物語性に沿って読む」ことが邪魔になります。

「物語性に沿って読む」ということは、「次はどうなるのか」「どういう結論になるのか」という、展開や結末の行方を楽しむワクワクした気分のことです。

読書の大きな楽しみの要素ではあります。

しかし、「次はどうなるのか」という「展開を楽しむ時間」は、脳内に情報をインプットすることだけに目的を絞るなら、省略することができます。

では、どのように読めばその時間を省略することができるのか？

結論を最初から知っていれば、展開を楽しむ必要がなくなります。

実用書の構造は、ひとつの章または節の最初の一段落が「導入」、そして最後の一段落が「結論」になっています（図6）。間にある文章は、いくつ段落があったとしても、すべて「結論」へと導くための「解説」です。

速読を行う際には、順番どおりに読み進めるのではなく、

導入 ← 結論 ← 解説

図6

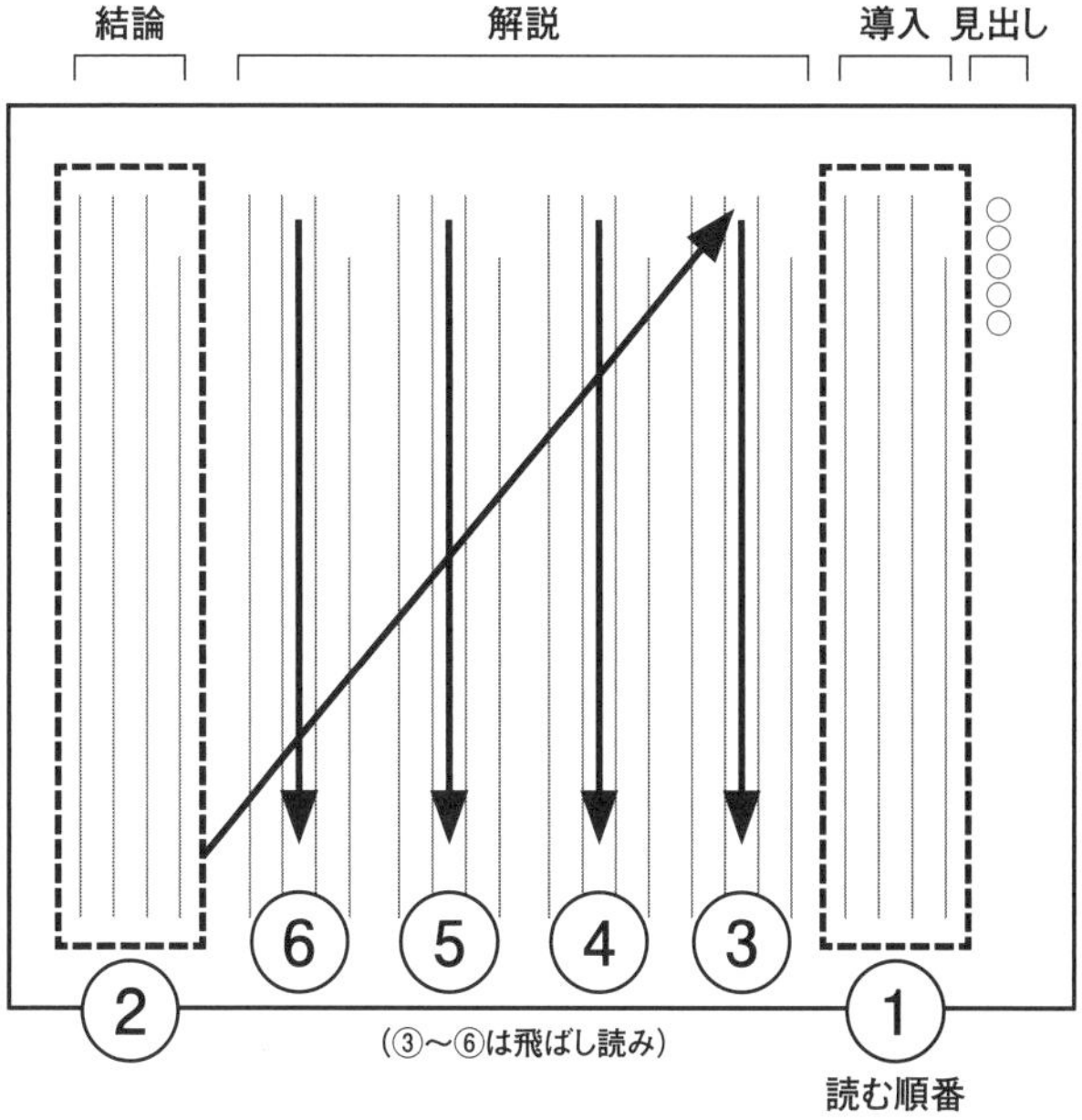

の順番で読みます。

導入をまず読んで、「この小テーマが訴えたいことの問題提起」を理解します。

次に、最後の一段落だけ読みます。

この一段落は「結論」ですから、最初の一段落で訴えた問題に対して、作者が提示した「答え」

が記されています。

これで、この節で作者が何を提起し、どんな答えを訴えようとしているかが、最短時間で把握できます。

そして最後に、あいだに挟まれた解説を読んでいきます。

この方法を使えば、作者が訴えたい結論がすでにわかっているので、解説が何をいいたいかは予想がつきます。

解説は、読者を作者なりの「結論」へと導くための根拠を、通常、複数個示すので、複数の段落があります。

この部分では、みなさんがすでに知っている情報もあるかもしれません。その場合、その情報が行きつく先（結論）をすでに知っているのですから、知っていることが書いてある場合には、その段落を読み飛ばせます。

もし解説部分の内容が理解しにくいと感じたら、段落全体をしっかりと読み込み、必要に応じて前後の段落もきちんと読めば理解できるはずです。

この方法を使うと、最初に結論を知って「理解した」ことを前提に解説を読み進めていくことができるので、情報のインプットにおいて、最速かつ最適な読み方になります。

推理小説でいえば、最初に事件の背景を読んで、次に結末を読んで犯人を知ってしまえば、情報としては推理小説を読み終わったことになるのと同じです。

この速読術は、従来の速読術に比べると、理解度においては比べものにならないくらい効果的で、膨大な量の情報が脳にインプットされます。

ただ、スキミングにも限界があります。

ほかの読書法に比べれば膨大な量の情報が脳にいったんインプットされるものの、極めて速く本を読んでいるため、入力した膨大な情報を「使える情報」として統合できていません。

スキミングでは、読んでいる際の「理解した」という感覚は強いのですが、読み終わったときにインプットされた情報が、個々の独立した情報として脳に残ってしまい、それらの情報がお互いに強くは結びついていないのです。

個々の情報は、互いに強く結びつくことでこそ、初めて「使える情報」となります。

「使える情報」の蓄積こそが、ハイパフォーマンス脳をつくり上げる源です。

したがって、スキミングで速読するだけでは、まだ脳のパフォーマンス向上のためには不十分なのです。

脳内ライブラリーのつくり方2

速読法に欠けていたのはノート術

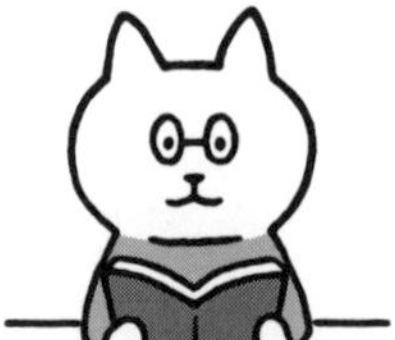

スキミングは
ノート術と併用する
ことで完成する

速読をせず、通常のスピードで読んだとしても、本の内容は脳の構造上、1カ月もすればあいまいになってしまいます。

本を読んでいる最中にはいろいろなことを学び、考えていたはずなのに、思い出そうとしても漠然とした内容しか記憶していません。

スキミングでは、ほかの速読術に比べて比較にならないほどの情報がきちんと脳にインプットされます。

しかし、脳が処理できる限界量を超えて情報がインプットされてしまうので、「使える情報」として脳に蓄積することが困難になってしまいます。

脳では、こういった不完全な状態で放置された情報は、時間とともに失われやすくなります。

それを避けるために行うことは、読んでいる最中に気づいた注目すべき情報や覚えておきたい情報、読みながら思ったことを**「ノートに記録すること」**です。

スキミングでインプットした情報をノートに記録して、**脳に対して「これは重要な情報である」と印象づけることが大切**なのです。

スキミングを補完する、いうなれば「スキミングノート」をとることで、脳に「使える情報」としてインプットされるのです。

さて、スキミングノートのとり方も、脳科学に基づいて行うことがいちばん効果的です。
その具体的な方法を紹介します。

手書きのほうが記憶が定着しやすい

ノートを活用する話をすると、私が大学で教えている学生をはじめ、多くの人から「パソコンやスマホを使って電子的に記録するのではダメか」と聞かれます。

確かに最近は、ノート術に便利なアプリやソフトが多くあります。

しかし、**脳に「使える情報」としてインプットするためには、手書きで行う必要**があります。

これには根拠があります。

米プリンストン大学の研究によると、キーボードを使ってノートをとった学生は、確かに文字数では手書きより多くの情報を記録できていたのですが、手書きで記録した学生のほうがはるかに長時間、記録した内容を記憶でき、新しいアイデアを思いつきやすいことが確認されています。[※10]

これは、人類の歴史を考えてみれば明らかです。

人類は文字の発明以来ずっと、手書きでメモをとってきました。

電子媒体に記録できるようになったのは、ここ30年のことです。

つまり、人間の脳は、手で書くことによって情報をインプットできるように進化し、適応してきたと考えられます。この視点からも、手書きで入力された情報は、脳に定着しやすいことになります。

ですが、これだけデジタル化が進んだ現代において、ノートをとることにためらいがあったり、面倒に感じる方もいることでしょう。

このような場合は、前にも述べましたが、「快感回路を刺激する方法」をとってみてください。

脳は「楽しい」と感じるとドーパミンが放出され、行動を継続することができます。「楽しい」という要素を加えておくことは、この場合においても、とても大事なことです。

このノート術においては、文房具にこだわってみるといいでしょう。

持っているだけでテンションが上がるデザインのノート、書きやすくて気持ちがのるペンなど、あなたの「楽しい」で文房具を集めてみてください。

きっと、何かを記したくてうずうずしてしまうはずです。

ノートをとるときに変化をつけると脳に情報としてとどまりやすいため、ペンについては複数の色を用意するのがおすすめです。

たとえば、通常のメモは黒で、重要なメモは赤で、自分の考えを記録するときは青でなど、**3色ペンを用いて色による使い分けなどをして、脳にインプットしやすくする**のもひとつのテクニックです。

情報は文字ではなく図表でスキミングノートに記録する

スキミングノートをとるときに心がけてもらいたいのは、文章ではなく「図でノートをとる」ことです。

誰にも見せる必要のないあなただけのノートですから、絵は下手で構いません。

イラストや丸や四角など、できるだけ図表や矢印や似顔絵などを駆使して、「イメージ」を重視した記録を心がけましょう。

なぜそんなことをするかというと、そもそも**人間の脳は「イメージで物事を捉えるようにできている」**からです。

学生時代の試験の前日を思い出してみてください。

あなたは切羽詰まった状況で、一生懸命に文章をノートに書き写していたのではないでしょうか。

じつは、暗記をするときには、教科書をノートに文字で丸写しするよりも、簡単なイラストで覚えたほうが記憶に残りやすいです。

たとえば歴史を勉強するときは、無意味に歴史的な事柄や年代を暗記するよりも、当時の地図を見ながら、歴史的イベントを位置とともに地政学的に覚えたほうが、はるかに記憶として定着します。

言葉の羅列を暗記するより、「物語を持ったイメージや図表」で記すと、脳に記憶が定着しやすくなるのです。

1冊のノートにあらゆる情報を時系列で記録する

スキミングノートをつくるときにもうひとつ大事なのは、課題や分野ごとに別々のノートをつくるのではなく、**1冊のノートにあらゆる分野の情報を「時系列で」記録する**ことです。

学生時代から、先生が黒板に書いた情報を科目ごとに別々のノートに分けて写しとることに慣れていると思うので、抵抗を感じるかもしれませんが、分類することなくすべての情報を1冊のノートに時系列で記録することが大事です。

前述しましたが、情報はまず脳の「海馬」という場所に入力されます。情報は海馬に保存されて1カ月ほど経過してから、側頭葉などの部分に移動して長期記憶になります。

情報が記憶として蓄積される場合、最終的には側頭葉などに長期記憶として保存されることが重要になりますが、そのためには第一段階である海馬での一時保存がきちんと行われていなければなりません。

このとき注目すべきは、**「情報は海馬に、時系列で一時保存される特性がある」**ということです。[※13]

したがって、スキミングで取得した情報を、「時系列」でノートに記せば、海馬の情報処理の仕方と同じ記録方法なので、インプットした情報が記憶に残りやすくなるわけです。

このことは、あなたも体験的に知っています。

ためしに昨日起きた出来事を思い出してみてください。

朝から順々に思い出そうとするはずです。

これは、海馬が昨日の出来事を時系列で記憶しているからです。

同じように、分野は関係なく、思ったことや学んだことをすべてイメージで図として、時系列でスキミングノートに残すようにしてみてください。

なお、このスキミングノートは、まずはノートの左ページのみに記録するようにしてください。

左ページのみに記録する理由は、のちほど細かく解説します。

動画は倍速と通常速度の使い分けがベスト

速読だけでなく、倍速で動画を見る場合はどうでしょうか。

動画についても、速読と同じことがいえます。

動画にも、倍速（早送り）に対応できる動画とできない動画があります。

物語性のある映画やドラマは、小説と同じように、倍速で視聴するには適さないといえるでしょう。

小説や文芸作品は、登場人物の心の動きまでを描いているからこそ、その感情に至るまでを追体験することが可能です。

だからこそ、小説はじっくりと時間をかけて読むことで、登場人物の人生を心の動きに至るまで追体験して、それを経験値という情報のかたちでインプットし、脳内ライブラリーに組み込むことが重要です。

ただし、小説とは異なり、映画やドラマでは、登場人物の行動が客観的に描かれています。

つまり、カメラ（＝映画監督の視点）を通して、登場人物の行動を、限られた時間のなかで鑑賞するのが映画やドラマです。ですから、小説のように登場人物の心の動きをじっくりと追体験するものではありません。

もちろん、優れた映画やドラマは観客の感情移入を促し、小説に負けない経験値をインプットできるため、脳内ライブラリーに情報を蓄積できる作品もありますが、すべての作品がそうとはいえません。

そのため、映画やドラマの場合、基本的には倍速で見ても問題ありません。

もし映画やドラマを早送りで見始めて、「これはすごい」と思ったら、そのときははじめからもう一度、通常速度で見てください。

優れた映像作品は、途中で倍速での視聴をやめ、はじめからもう一度通常速度で見直したからといって、作品の価値が失われることは決してありません。

そういった作品に出合ったら、最初からしっかりと視聴して、経験値として脳内ライブラリーのなかに刻み込んでください。

一方、情報番組は、倍速で見てもまったく問題はありません。

情報番組は、情報を伝えることを目的に製作されています。

したがって、みなさんが内容をきちんと理解している限り、早送りで視聴しても情報を認識することはできます。

ただし、やはり倍速で見ると、脳の処理速度が追いつかずに印象に残りにくいので、スキミングノートを使って、もし視聴中に心にひっかかる内容や表現、思うことなどがあれば、動画を一時停止してノートに記載してください。

その場合も、ノートの左ページに時系列で情報を記入してください。

脳にインプットする情報の「質」を高める

質の高い脳内ライブラリーの築き方

スキミングノートをとる際には、時系列で記載し、その内容についての分類は不要であるとお伝えしました。

これはノート術としてだけでなく、ハイパフォーマンス脳をつくるうえで、極めて重要なことです。

脳のパフォーマンスが高いということは、脳内ライブラリーのコンテンツが豊富であることが大切です。

しかし、**情報量がただ多いだけでは不十分**です。

インプットする情報は、さまざまな視点や価値観に基づいた、多角的かつ偏りのない「質の高い」情報でなければいけません。

情報量を増やすだけでなく、「質」の高い蔵書数を誇る豊かな脳内ライブラリーをつくるには、従来の勉強方法をいったん忘れる必要があります。

多くの人にとって、小学校から高校に至るまで、勉強といえば丸暗記だったのではないでしょうか。

学科ごとに教科書を何度も読んで、試験に出そうな部分をとにかく暗記する。

これが、日本で評価される勉強法のポイントです。

しかし、質の高い情報をインプットするためには、いままでの勉強法は効果的ではありません。

どんなに難しい大学の入試問題でも、必ず解答が存在します。

一方で、現代を生き抜くために必要とされる「脳力」は、解答など存在しない問題に、「自分だけの」解答を導かなければなりません。

そのために必要なのは、**あらゆる問題に応用可能な、高性能で質の高い脳内ライブラリーの構築**です。

質の高い脳内ライブラリーに蓄積される質の高い情報とは、縦割り式ではなく、横断的に使える情報です。

米イェール大学教授のクレイグ・ワイトは、学校の教育システムが、「専門分野を超えた横断的な博学さの獲得と応用」を困難にしていることを指摘しています。

日本に限ったことではないのですが、通常、小学校から大学にいたるまで、学科ごとの縦割りの教育が施されています。

つまり、数学、国語、英語、物理、化学、生物、日本史、世界史、倫理政経と、学科ごとに独立して勉強し、それぞれの科目内における評価で高得点をとることが要求されます。

それに加えて、日本独特の教育システムとして、「文系」「理系」に早期に分けてしまうという弊害もあります。

ちなみに、こんなに早く文系か理系かに分けてしまうのは、日本だけです。欧米だけでなく、中国や韓国でも、そこまで早期に文系と理系を分けてはいません。

これは日本における教育システムが、「大学合格」を最終目的にしているからでしょう。

だからつい、学校教育を終えて大人になっても、大学合格を目的とした勉強の方法こそが正しい勉強法だと勘違いしてしまいます。

しかし、この方法だと質の高い情報をインプットし、保管しておくことができません。

では、どうすれば質の高い情報を脳内ライブラリーにインプットさせることができるのでしょうか。

そのためには、学科ごとに縦割りとして勉強するのではなく、**学科を超えて横断的に勉強し、考える習慣をつける必要**があります。

学校教育を終えたまま何もしないと、じつは脳は「半教育」の状態にとどまっていることになるのです。

「フレームシフト法」を用いた情報インプット術

人間は、自分の考え方に合致した情報を、好んで取り入れようとする傾向があります。

しかしその場合、非常に偏った情報だけがインプットされることになり、脳内ライブラリーの多様性が失われ、柔軟な発想が生まれにくくなります。

結果として、脳のパフォーマンスが低下してしまいます。

俗にいう「偏屈な人」になってしまうのです。

このような脳の状態に陥らないためには、**情報をインプットするときに「フレームシフト」という方法を使うことがとても有効**です。

人は、物事を見るときに「ひとつの視点」を通して見ています。

この視点のことを、フレーム（額縁）といいます。

多くの人は、このフレームをひとつ持っており、絶対的に正しいと無意識に思ってしまいます。

つまり、フレームを固定してしまい、物事を一方向からしか捉えられなくなっているのです。

図7

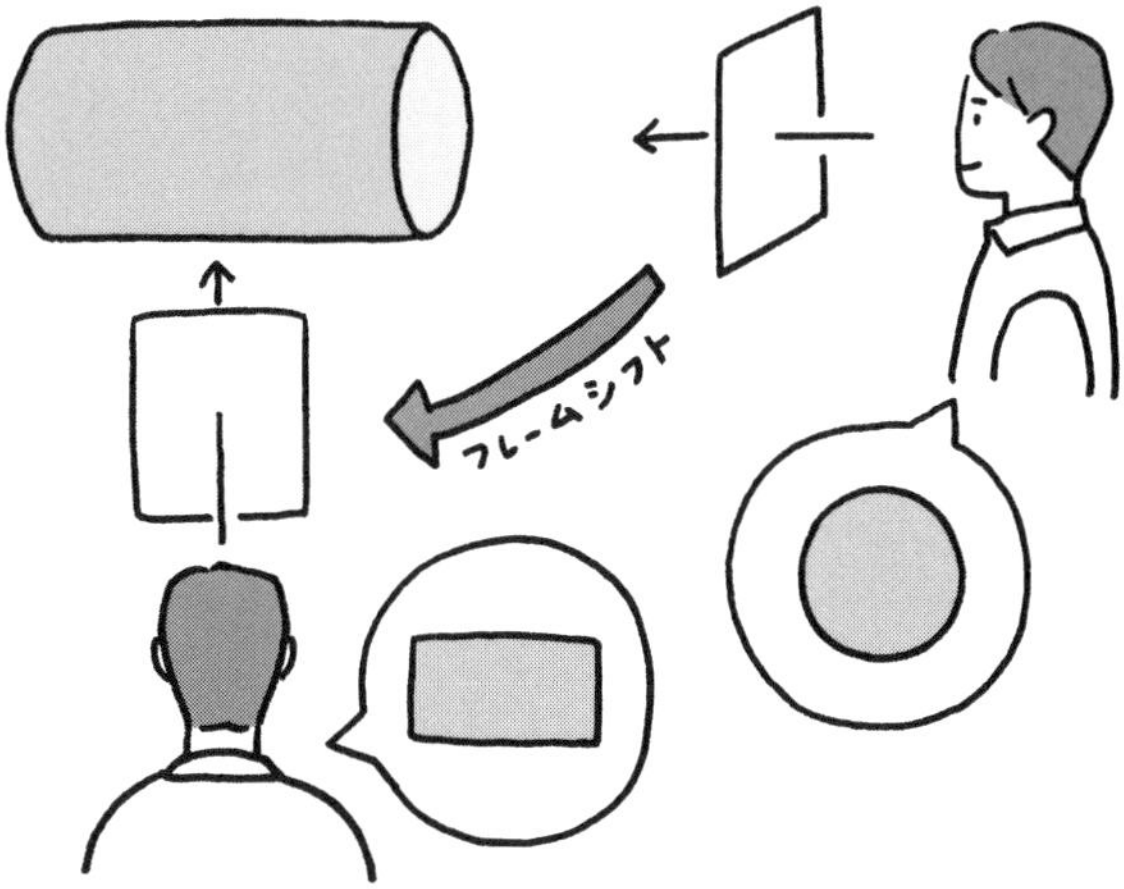

　しかし、このフレームを意識的に動かす（シフトさせる）ことで、対象物のまったく異なる姿を発見することができます（図7）。

　脳に情報をインプットする場合の情報の見方も同じです。

　固定されたフレームから得られた情報だけをインプットした場合、質の高い情報とはいえません。

　このときにフレームシフトを起こして、別の位置のフレームから見た情報の姿も脳にインプットすることで、**より多角的視点に基づく質の高い情報となって、脳のパフォーマンスの向上に貢献**します。

では、フレームシフトはどのようにすれば行えるのでしょうか。

新聞を例にとって考えてみましょう。

新聞を読むときは、一紙だけでなく、必ずいくつかの異なる新聞社のものを読んでみましょう。

同じ事件を扱っていても、新聞によってその扱い方が異なることに驚くと思います。

ひとつの事件の情報を、異なる新聞からインプットすることは、まさにフレームシフトを行っていることになります。

郵 便 は が き

切手を
お貼りください

105-0003

（受取人）
東京都港区西新橋2-23-1
３東洋海事ビル
（株）アスコム

頭のいい人が問題解決を
する前に考えていること

読者　係

本書をお買いあげ頂き、誠にありがとうございました。お手数ですが、今後の出版の参考のため各項目にご記入のうえ、弊社までご返送ください。

お名前	男・女	才
ご住所　〒		
Tel	E-mail	
この本の満足度は何％ですか？		％
今後、著者や新刊に関する情報、新企画へのアンケート、セミナーのご案内などを郵送またはE-mailにて送付させていただいてもよろしいでしょうか？ □はい　□いいえ		

返送いただいた方の中から**抽選で３名**の方に
図書カード3000円分をプレゼントさせていただきます。

当選の発表はプレゼント商品の発送をもって代えさせていただきます。
※ご記入いただいた個人情報はプレゼントの発送以外に利用することはありません。
※本書へのご意見・ご感想およびその要旨に関しては、本書の広告などに文面を掲載させていただく場合がございます。

●本書へのご意見・ご感想をお聞かせください。

ご協力ありがとうございました。

新聞の読み方についても、本書で提示したスキミングを使用します。

新聞の場合、見出しのあとの要約を読み、次に最初の一段落を読み、最後の結論を記した一段落を読みます。

最後の一段落がその新聞の視点であり、主張です。

そのあいだに挟まれた「解説」の部分は、おおむねその新聞の結論に記された「主張」を誘導する根拠が記されています。

同じ事件を扱った各紙の記事の解説を比べると、それぞれの視点・主張に基づく「結論」に導くためのロジック（論法）の持っていき方、つまり論の進め方のテクニックが、非常に参考になります。

ほかの人との意見交換や、職場でプレゼンテーションを行う際に、これら**新聞**

各紙の論の進め方のテクニックは、脳のパフォーマンスを高めるために極めて有用です。

さらに可能であれば、日本国内だけでなく海外のメディアにも触れ、情報のインプットに偏りが出ないように心がけてください。

残念ではありますが、日本の報道の自由度ランキングは、ガーナ共和国やコソボ共和国といった国からも大きく引き離されていて、ケニアやハイチなどの国のすぐ下、71位という低さです。Ｇ７国家のなかでは最下位です。

この順位の低さの原因は、政府や大企業に対して日本のメディアは自主的に控えてしまう、つまり忖度《そんたく》してしまう傾向があるからだとされています。

国内の新聞に記された情報を読み比べて入力するだけでは、フレームシフトはいまや不十分でしょう。

海外の情報に触れると、日本のメディアでは扱ってもいないネタが大きく取り上げられていたり、日本の新聞とはまったく異なる視点で論じられたりしており、まさにフレームシフトにより世界規模のフレーム（視点）に基づく質の高い情報をインプットすることができます。

ここでは新聞を例に解説しましたが、**情報に接したときは、視点のフレームを移動させる「フレームシフト」を心がけることが、質の高い情報をインプットするために重要**です。

抱えている問題を解決するための優れたアイデアを出すには、あらゆる情報に対してフレームシフトを心がけて、多様な視点から物事を捉え、質の高い情報を脳にインプットさせることが大切なのです。

4章

質の高い知識を
絶対に忘れない記憶
にするコツ

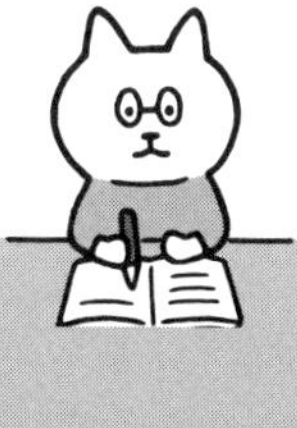

インプットした知識を長期記憶化する方法

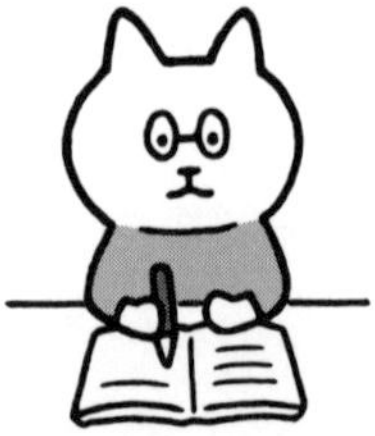

一時保存されている知識を移動する

脳にインプットされただけの情報を「使える情報」にするには、2段階あります。

さきにも述べましたが、インプットされた情報は、まず海馬と呼ばれる場所に一時保存されます。

海馬に一時保存された情報は、まだ「使える情報」ではありません。

本当に使える情報は、**インプットした情報が過去に入力されて蓄積された情報**

とリンクし、統合されたかたちで「脳内ライブラリー」のなかに組み込まれなければなりません。

では、肝心の「脳内ライブラリー」はどこに存在しているのかというと、側頭葉などの大脳の表面を覆っている「新皮質《しんひしつ》」と呼ばれる部分にあると考えられています。

この章では、海馬にインプットされ、一時保存されている情報を、新皮質の「脳内ライブラリー」のなかに移動させ長期保存する方法を、脳の記憶形成メカニズムに即したかたちで、具体的にステップごとに示します。

STEP1

情報を海馬から新皮質に移す

海馬は脳における情報の最初の関門になりますが、あくまでも一時保存しておく場所です。

海馬にインプットされた情報が保存されている期間は約1カ月であり、その期間を超えた情報は消えてしまいます。

海馬には1カ月以上前に入力された情報はもう残っていませんから、入力したばかりの情報は、過去の情報と比べることができません。

過去の情報と現在の情報の比較ができないということは、**海馬にとどまっている情報は、脳のパフォーマンス向上に貢献できない情報**ということになります。

インプットした情報は、脳内ライブラリーに転送されて、ライブラリー内に豊富に保存されているほかの多くの情報と比較検討することで、応用可能な（つまり脳のパフォーマンス向上に役立つ）「使える情報」にレベルアップします。

海馬に一時保存された情報は、起きているあいだ（覚醒時）は海馬のなかにとどまって、海馬の外に出ていけないことがわかっています。

カギとなっているのは「アセチルコリン」という物質で、覚醒時にはアセチルコリンの働きが海馬でとても活発になり、情報が海馬の外に流出できないように厳重に管理しているのです。[※14、※15]

しかし、睡眠に入ると、アセチルコリンの働きが低下します。すると、情報が海馬から新皮質に向かって流れ出ます。

このときの睡眠状態は、とても深くなっています。
ノンレム睡眠のなかでも、さらに深い睡眠状態（ステージ3と4）です（66ページ図4）。

脳からは「徐波」と呼ばれる振幅の大きなゆっくりとした脳波が観測されることから、この深い睡眠状態を「徐波睡眠」といいます。

この海馬から新皮質への情報の移動の様子は、「流出」というより、海馬にある情報を記した記憶回路のパターンが新皮質に投影されているようなイメージです。

こうして、新皮質の「脳内ライブラリー」に海馬からの情報が刻み込まれます（図8）。そして新皮質に取り込まれた情報は、長期記憶として保存されます。

図８

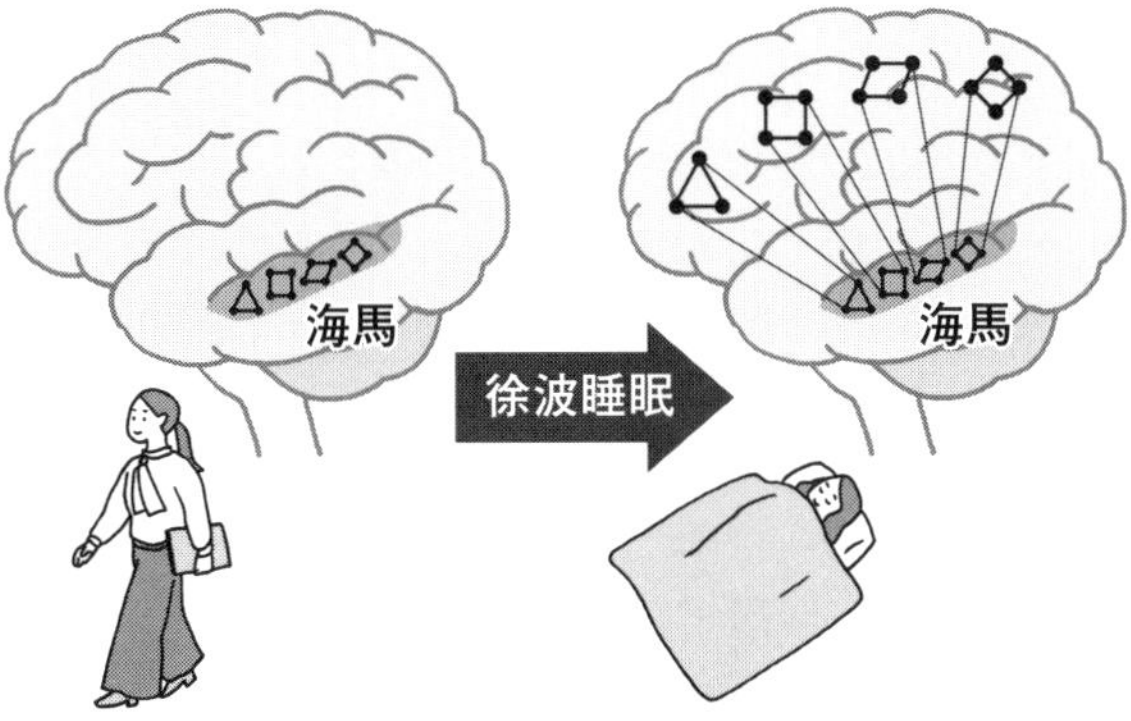

起きているときは情報が
海馬から出られない

睡眠中の徐波睡眠のあいだ、
海馬の情報は新皮質の脳内ライブラリー
に投影されるように移動する

脳内ライブラリーには、過去にインプットした多数の情報も蓄積されているので、さまざまな蓄積情報と比較検討でき、応用度の高い情報として保存することができます。

ただし注意しなければいけないのは、この海馬から新皮質の脳内ライブラリーへの情報の移動が、**「徐波睡眠のあいだに起きている」**ということです。

図４（66ページ）に示しましたが、

徐波睡眠が発生する深い眠り（ノンレム睡眠のステージ3と4）は、一晩の睡眠のなかで前半に発生します。

つまり、眠りに落ちてから最初の3～5時間のあいだの睡眠が、インプットした情報を海馬から脳内ライブラリーへ移動するために極めて重要であることがわかります。

この**寝始めて最初の数時間の睡眠の質を高めることが、情報を長期保存するためにはとても大切**なのです。

心がけるべきことは、

①**いつも決まった時間に寝ることで、脳のリズムと睡眠のリズムを同期させる。**

②**寝る前に携帯電話などを操作して光刺激を脳に入れない**（光の刺激は、脳のなか

で朝日の刺激と間違えられて、睡眠のリズムを崩します）。

③寝る前に、食べたりお酒を飲んだりしない（食事をとると、胃腸から脳に刺激が送られて脳のリズムが狂います。また、お酒は眠りの質を悪化させます）。

この3点を守ることが大切になります。

STEP2 情報を寝かせる

脳内ライブラリーに入った情報は、最初のうちは海馬の情報と紐《ひも》づけされた状態で保管されます。

つまり、脳内ライブラリー内に、新たな情報を担う記憶回路が急につくられるので、最初はとても不安定な状態です。

図９

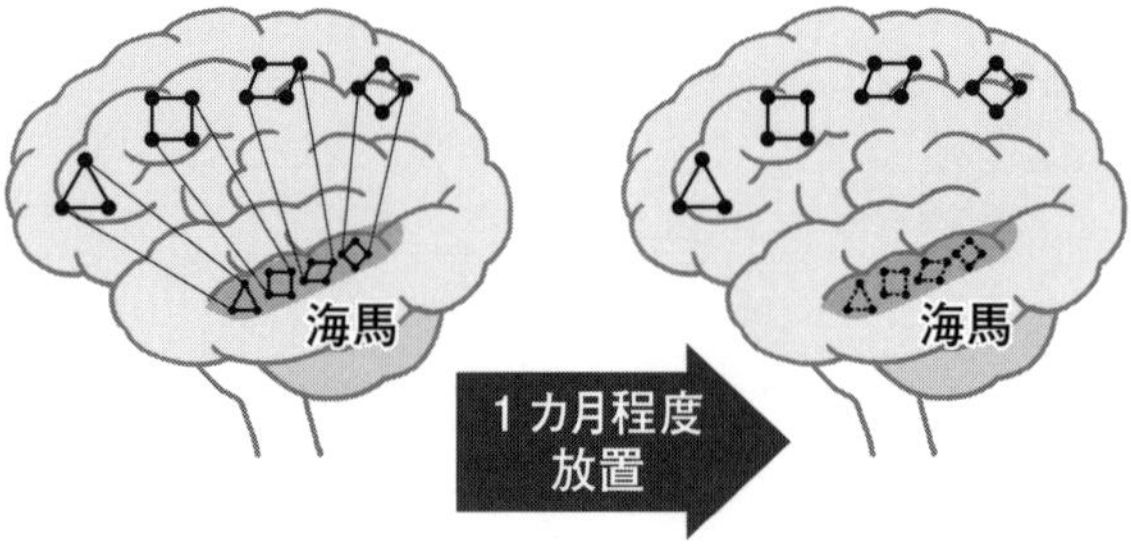

まずは海馬内の同じ情報（記憶回路）に支えられるかたちで、脳内ライブラリーに長期保存記憶回路のベースができあがるわけです。[※16]

しかし、これはあくまでも原型です。

それまでのあいだ、海馬に存在する記憶回路が、脳内ライブラリーに投影され始める記憶回路をサポートしているようなイメージで捉えてください。

時間が経過すれば、脳内ライブラリー内に情報がきちんと刻み込まれ、安定した記憶回路ができあがります。

そして、脳内ライブラリー内の記憶回路がしっかりとできあがると、海馬との紐づけは消えてしまいます※16（図9）。

この期間が、約1カ月です。

つまり、インプットした情報を脳内ライブラリーに新たに記憶回路化するために、あえて1カ月、寝かせることが重要になってきます。

STEP3 情報を再インプットし、記憶回路を強固にする

ステップ2で示した脳を寝かせる期間は、約1カ月です。

1カ月たつと、脳内ライブラリー内に保存された記憶回路は、海馬から独立して存在できる程度の強さを持つ神経回路になります。

しかし、その回路の結びつきについては、まだ十分な強さとはいえません。

脳のパフォーマンスを上げる、質の高い長期記憶情報の記憶回路として脳内ライブラリーのなかに登録されるためには、さらに頑丈で固い結びつきの記憶回路にレベルアップする必要があります。

では、どうすれば結びつきをもっと頑丈にできるのでしょうか？

それは、**同じ情報の刺激を繰り返し脳内ライブラリーにインプットしていくこと**です。

同じ情報の刺激が繰り返し脳にインプットされると、脳はその情報を「極めて重要な情報」と判断し、忘れないように、その記憶回路を頑丈にして、脳内ライブラリーのなかにしっかりと刻み込みます。

順を追って見てみましょう。

インプットした情報を1カ月間寝かせておくと、まず起きるのは、海馬に一時保存された情報が消えかかるということです。

この**1カ月という期間が大事**です。これは、海馬における記憶の保存期間は1

図10

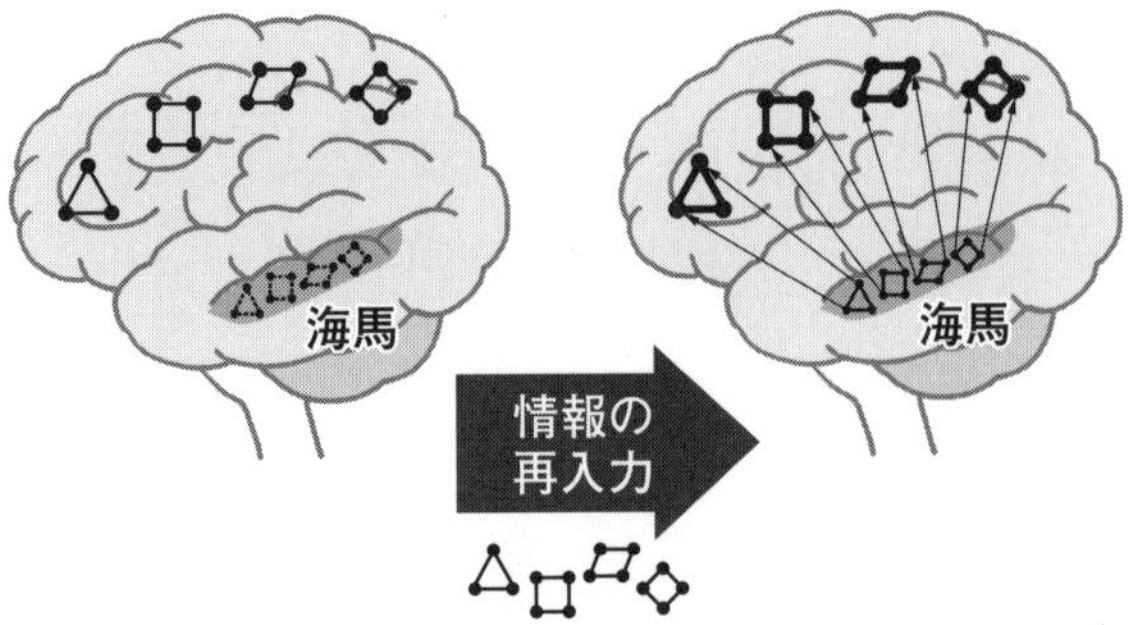

カ月程度であることが脳科学的に確認されているからです。

そして、一時保存された情報が消えかかったところで、もうひと刺激与えます。

つまり、もう一度、海馬に向かって同じ情報をインプットし直します。

そしてその後、同じく良質な睡眠をとること。情報は再び海馬から新皮質の脳内ライブラリーに送られます。

すると、そこにはすでに同じ情報を示す記憶回路が存在しているので、同じ刺激が再びインプットされることで記憶回路の結びつきが強まり、しっかりと重要な情報（つまり忘れにくい情報）として脳内ライブラリーに刻み込まれます（図10）。

だからこそ、**情報は1カ月間、間隔をあけて再入力することが大切**なわけです。

不完全な記憶の穴はスキミングノートでふさぐ

では、脳への情報の再インプットの方法を説明します。

ここで、3章で紹介したスキミングノートを使います。

あなたがすでに始めていたら、スキミングノートは時系列で記され、なおかつ左側のページのみに記載されていて、内容は図表で記されたものばかりのはずです。

1カ月後にこのノートを開きます。

そこには、あなたが1カ月前に読んだ本や情報番組、さらには映画の感想などが図や模式図で記されています。

この図や模式図を見ながら、学習した内容を思い出してください。

そして今度は、1カ月前に書いたメモの内容を、何も知らない小学生に教えるつもりで、改めて右側のページに文章として記載していくのです。

文章にするという行為は、**「自分の言葉で1カ月前に学習した内容を改めて説明する」**ことになります。

しかも、何も知らない小学生が読んでも理解できるように書かなければいけません。

人にものを教えるということは、自分がその内容を完全に理解していなければできません。

すると、1カ月前に学習してノートにとったときには当たり前に思っていたことを、じつはよく理解していなかったことに気づくことがあります。

つまり、**理解したと思っていた事柄に穴があったことに気づける**のです。

その場合には、改めて調べて、自分の知識の「穴」を埋めるようにしてください。

こうすると、1カ月前にインプットした情報が、さらにバージョンアップされた状態で再インプットされたことになります。

この「バージョンアップされた情報のインプット」によって、海馬で消えかかっていた情報は、更新された情報の記憶回路として「上書き一時保存」されます。

そして、この海馬で上書き一時保存された情報は、良質な睡眠をとることで再び新皮質の脳内ライブラリーに送られ、脳内ライブラリー内に強固な記憶回路として長期保存されたことになるのです。

5章

「メンタル・タイムトラベル」で問題を明確にする

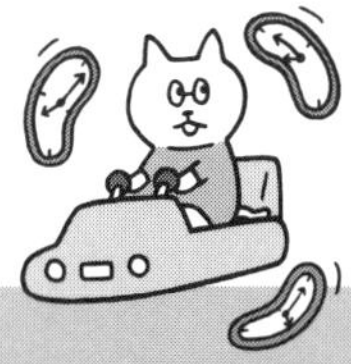

脳科学に基づく問題点の見極め方

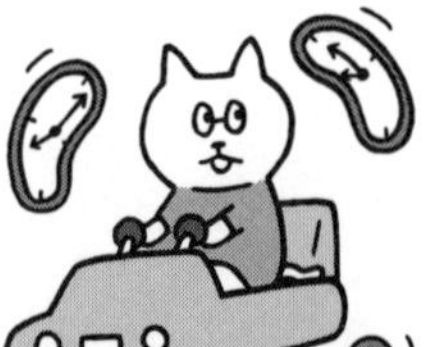

壁に立ち向かう
前にやって
おくべきこと

ここまでで、脳のなかに良質の情報を効率的にインプットして、脳内ライブラリーにストックする方法について説明してきました。

ここからは応用編になります。

つまり、**脳のなかにつくり上げた脳内ライブラリーをいかに使いこなすか**、です。

忙しい日常のなかで、毎日仕事に追われていると、何か心が満たされない思いにかられることがあります。

ふと立ち止まって、「このままでいいのか、何かしなければ」と思うこともあるでしょう。ですが、何をしていいのかわからない。そんなことを抱えながら生きている人も少なくないと思います。

目の前にある壁だけでなく、このような不安も、問題点がわかれば改善することができます。

まずは、**自分の問題点を知ることが大事**です。

この章では、脳科学に基づいて、まず抱えている問題点を明らかにします。

記憶研究の世界的権威が提唱「メンタル・タイムトラベル」

脳のパフォーマンスを上げるために脳内ライブラリーを充実させても、脳内ライブラリーの使い道が決まらなければ意味がありません。

まず、現在、自分が置かれている状況と問題点を知り、そのうえで脳内ライブラリーを使いこなすことで問題解決をして、**自分の目指す「目標となる将来の姿」を定める必要**があります。

そのために行うのが、「メンタル・タイムトラベル」、すなわち「心的時間旅行」です。

突然、「時間旅行」というSFのような言葉が登場したので、面食らった人もいるかもしれません。

しかし、このメンタル・タイムトラベルという言葉は、脳科学に裏打ちされた学術用語です。メンタル・タイムトラベルを使いこなすことで、現在、あなたが抱えている問題を明らかにします。

ここでまず、メンタル・タイムトラベルについて説明します。

これは記憶研究の世界的権威である、トロント大学教授のエンデル・タルビングが提唱したものです。[※17]

タルビングはまず、**記憶には「意味記憶」と「エピソード記憶」がある**ということに気づきました。[※18]

意味記憶とは、いわゆる知識のことだと考えて問題ありません。

本書でいうところの「脳内ライブラリーにインプットされた情報」のことです。

もう一方のエピソード記憶とは、脳に情報が入力されたときの時間や場所、そのときの感情などと一緒に保存されているタイプの記憶です。つまり、**経験に基づく記憶**といえばいいでしょうか。

あなたも経験があると思います。

ケンカしたときの記憶を思い出すと、ケンカそのものだけでなく、ケンカした日時と場所、相手に対する怒りの感情も思い出します。

これがエピソード記憶です。

タルビングは、人がエピソード記憶を思い出しているとき、脳のなかでは、その経験を体験したときと同じように脳が活性化しており、それはまさに脳のなかで起きている時間旅行だと考え、「メンタル・タイムトラベル」という概念を提唱しました。

このメンタル・タイムトラベルは1970年代に初めて提唱されましたが、近年、脳のイメージング技術の発達に伴い、MRIなどの最新技術を用いて、エピソード記憶を思い出しているときの脳の活性部位が測定できるようになってきました。

すると、タルビングが指摘したとおり、**過去のエピソード記憶を思い出しているとき、人の脳はそれを体験しているかのように活性化している**ことがわかりました。[※19]

それだけでなく、非常に興味深いことに、心的時間旅行は、**過去だけでなく未**

来にも行けることがわかったのです。[※20]

脳の活性化を最新のイメージング技術で測定すると、過去の経験に基づくエピソード記憶を思い出しているときに、脳の「左側海馬」と「後頭葉」が活性化していることが確認されました。

さらに、未来の出来事や予定について考えているときにも、人間の脳はまったく同じように「左側海馬」と「後頭葉」が活性化していたのです。[※19]

つまりは、メンタル・タイムトラベルを使いこなすと、**脳のなかで過去と未来を行き来することができる**ということです。

本章では、このメンタル・タイムトラベルを使いこなすことで、まず自身が抱える問題点を明らかにします。

メンタル・タイムトラベルで「自分の得になる未来」を選択する

過去のエピソード記憶に基づいて、より有利な未来を選択するという行為は、日常的にも人間は行っています。

たとえば、食べて気持ち悪くなったことがある食べ物が目の前にあると、警戒して手を出しません。

以前、食べたときに感じた「気持ち悪くてつらかった」という感情を伴うエピソード記憶を思い出して（つまり、過去にメンタル・タイムトラベルを行い）、現在、目の前にある同じ食べ物を食べて再び気持ち悪くなることを避ける、という「未来の選択」をしています。

ここで示したような「有利な未来の選択」をもっと大きなスケールで実行し、人生の選択を有利にする方法として、オークランド大学とソルボンヌ大学の脳科学者たちによって提唱されたのが、「メンタル・タイムトラベルプラットホームに基づく時間劇場」という方法です。※21、※22

複雑な名称なので、ここでは**「時間劇場法」**と呼ぶことにします。

この方法は、**現在の自分の置かれた状況の問題点を明確にして、最適な解決策を選択することを可能にする極めて有効な方法**です。

ただ、この方法は非常に難解かつ抽象的で、簡単に行えるものではありません。

そこで、私はこの方法を誰でも簡単に実践できるように、アクションチャートにつくり直しました。

このアクションチャートを埋めることで、簡単に「時間劇場法」を使いこなすことができます。

私が教鞭をとる大学の学生のなかには、大学の受験勉強が大変だったことの反動で、いざ大学に合格したあとに、まるで人生の目標を見失ってしまったかのように戸惑ってしまう人もいます。

そんな学生だけでなく、人生の進む道や目標に迷ってしまった人たちに、私がつくったアクションチャートを用いた「時間劇場法」を紹介したところ、ほとんどすべての人が、自らが抱える問題を再認識し、解決策を自分の力で見出すことができました。

この方法は、あくまでも自分の力で答えを見出す方法です。
特別な指導者や医師などはいりません。
まずは気軽に挑戦してみてください。

では、その方法を、ステップを追って紹介します。

STEP1 現在の状況をドラマ化しよう

脳における過去へのタイムトラベルを問題解決に用いるには、「過去の経験」という情報を正確に分析することが大切です。

そこで時間劇場法では、過去の経験をまず正確に再現することから始めます。
この過去の経験を再現する場所を「プラットホーム」といいます。

このプラットホームに効率的に過去の状況を再現するために、「経験情報を劇のようにして再現する」という方法をとります。

つまり、**あなたが舞台監督となって、自らの経験を舞台劇としてドラマ化する**わけです。このドラマが展開されるプラットホームが「時間劇場」です。

しかし、いきなり自分の現在の状況を、過去を振り返って舞台で展開できるドラマにしましょうといっても、簡単にはできません。

なので、私がつくったアクションチャートを使用してください（図11－1）。

ドラマや物語はつねに「起承転結」によって成り立っています。

そこで、図11－1に示したアクションチャートに、いま自分が置かれている状

図11－1

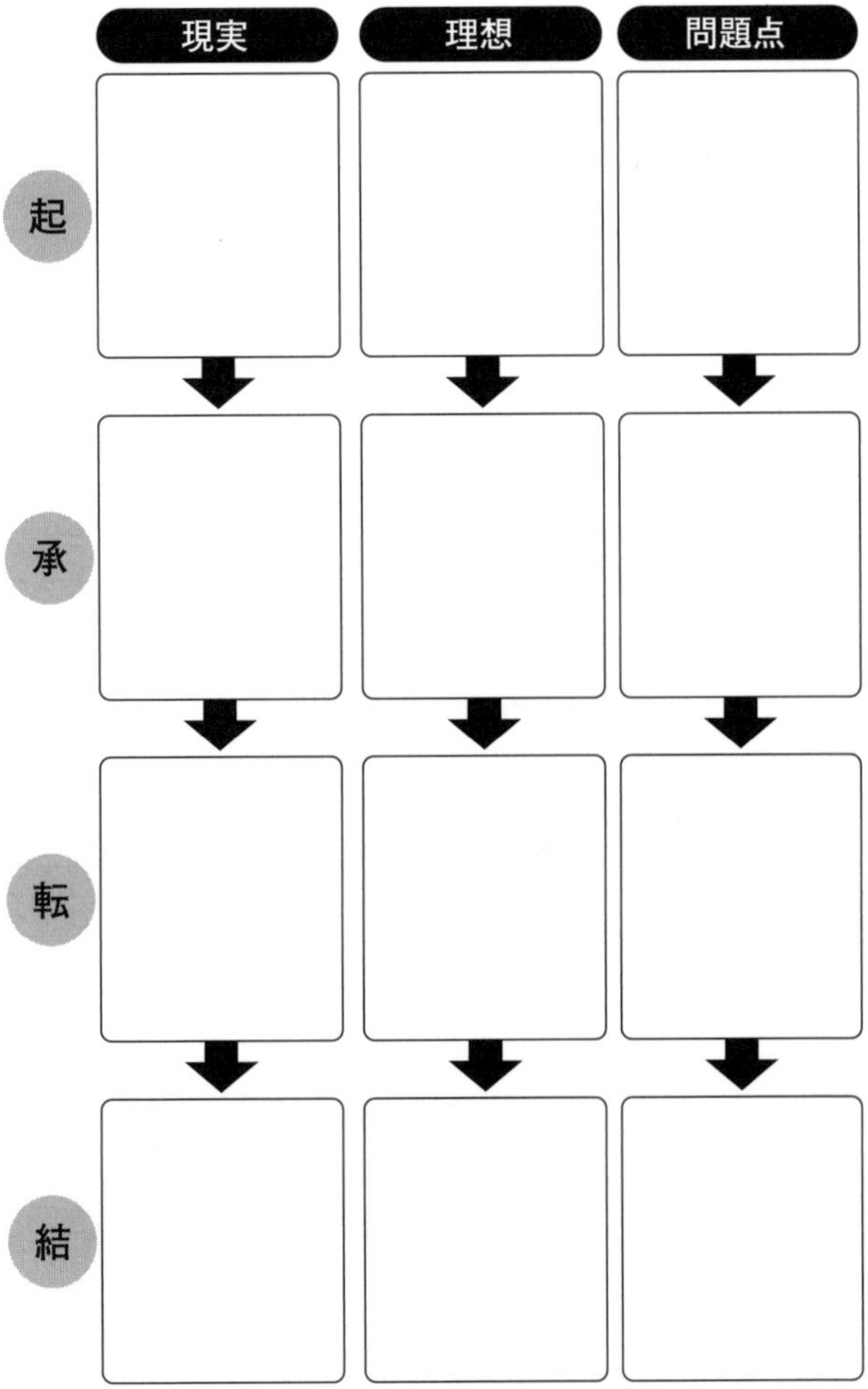

況を「起承転結」の4つの項目に分けて記入していきます。

まず、左の列にある「現実」の部分の4つの起承転結マスのそれぞれに、過去に起きた事実をしっかりと埋めていきます。

わかりやすく説明するために、「会社に就職したものの理想と現実のギャップに苦しんでいる人」を例にして考えてみましょう。

この場合、まず左の列の「現実」の最下段、「結」の部分に現在の問題点を記入します。

結：「憧れの仕事ができる会社に就職できたが、入社してみたら希望の仕事ができず、やりがいを感じられない。理想と現実のギャップに苦しんでいる」

必然的に問題を抱えている状況なので、バッド・エンディングになることがありますが、それは構いません。

そこでこの「結」に至る自分の人生を、残りの「起承転」に沿ってドラマとして書き込んでいきます。

この場合は、たとえば以下のような「起承転結」になります。

起：「学生時代に憧れの仕事ができた」

承：「憧れの仕事ができる会社を就職案内を頼って探し、希望の会社を3つに絞った。ホームページを確認して、どれも憧れの仕事のできる会社だと確信した」

転：「無事に第1志望だった会社から内定をもらった」

結：「憧れの仕事ができる会社に就職できたが、入社してみたら希望の仕事ができず、やりがいを感じられない。理想と現実のギャップに苦しんでいる」

これはあなたが現実に体験した過去です。

つまり、タイムマシンに乗って、自分の人生を再度、ドラマのように体験し、物語としてボックスのなかに記入していきます。

STEP2 理想形の物語を構築する

ステップ1でチャートの左の列に書き込んだのは、現在、問題を抱えた状態にある「現実」です。したがって、バッド・エンディングになってしまいます。

そこで、次に想像力を働かせてハッピー・エンディング、すなわち「理想の現実」になるように「過去」を書き換えます。

それを真ん中の列の「理想」のチャートのボックスのなかに記入します。

このときの内容は、左の列の現実の起承転結に対応するかたちで、「異なる選択をして成功したもうひとりの自分」の姿を、第三者の視点から書きます。

このとき注意したいのは、過去の流れを変えるのは「主人公（つまり、あなた）の力」による、ということです。

この理想の過去の物語は、あくまでもあなたが主人公であり、あなたの手で理想の現在を勝ちとる物語にしなければいけません。

起承転結、どの部分から書き始めても大丈夫です。何度も書き直して、理想の過去になるように仕上げてください。

さきほどの「会社に就職したものの理想と現実のギャップに苦しんでいる人」であればこんな感じでしょうか。

起：「憧れの仕事ができた。その仕事をバイトで実際に体験してみて、これこそが自分の目指すものだと心から実感した」

承：「憧れの仕事ができる会社を探した。就職案内だけでなく、その会社の業界内での位置づけや会社の評判などの情報を収集した」

転：「第1志望の会社から内定をもらったので、同じ会社に就職した先輩を頼り、社内の状況や人間関係などについて情報を収集した」

結：「入社時にすでに社内の雰囲気や人間関係を把握していたので、相談できる上司が誰かなどの情報をつかんでいた。会社の業界内での位置づけや問題点もわかっていたので、地道に勉強を続け、希望の仕事ができるよう配慮してもらった」

かなり理想的な展開です。

このときに過去のあなたが選択する道はひとつではありません。過去のどの時点でもやり直しは効きます。

この「理想」のボックスには、ひとつではなく、いくつかの「別の過去」を考えてみてください。

いずれの選択肢をとっても、最後には必ずハッピー・エンディングになるようにしてください。

このプロセスにおいて、現実と異なる過去であっても、脳のなかでは本当の記憶を思い出しているときと同じ部位が活動していることが確認されています。

つまり、**書き換えられた理想の過去を、脳は体験している**ことになります。

STEP3 問題点を浮き彫りにする

今度は、左の列の実際に起こった過去と、真ん中の理想の過去を見比べます。

このふたつを見比べると、あなたがとらなかった、しかし「こうしておけばよかった」という行動が浮き彫りになるはずです（図11－2）。

図11－2

	現実	理想	問題点
起	学生時代に憧れの仕事ができた。	憧れの仕事ができた。その仕事をバイトで実際に体験してみて、これこそが自分の目指すものだと心から実感した。	憧れを頭のなかでだけ考えてしまう。実際に試して現実的に体験しない場合が多い。これからは自分で体感して、本当に憧れているのか吟味することが大事。
承	憧れの仕事ができる会社を就職案内を頼って探し、希望の会社を3つに絞った。ホームページを確認して、どれも憧れの仕事のできる会社だと確信した。	憧れの仕事ができる会社を探した。就職案内だけでなく、その会社の業界内での位置づけや会社の評判などの情報を収集した。	憧れの対象を多角的に分析していなかった。対象を第三者の目でしっかりと評価するようにしなければいけない。
転	無事に第1志望だった会社から内定をもらった。	第1志望の会社から内定をもらったので、同じ会社に就職した先輩を頼り、社内の状況や人間関係などについて情報を収集した。	会社を構成するのは人間であり、人間関係の把握という視点が欠けていた。
結	憧れの仕事ができる会社に就職できたが、入社してみたら希望の仕事ができず、やりがいを感じられない。理想と現実のギャップに苦しんでいる。	入社時にすでに社内の雰囲気や人間関係を把握していたので、相談できる上司が誰かなどの情報をつかんでいた。会社の業界内での位置づけや問題点もわかっていたので、地道に勉強を続け、希望の仕事ができるよう配慮してもらった。	頼れる人がいない。やりたいことに対するアピール力が欠けている。

そこで、右の列の「問題点」のボックスに、なぜあなたが「理想」の行動をとらなかったのか、原因を分析して記入してください。

再び「会社に就職したものの理想と現実のギャップに苦しんでいる人」を例に、問題点を考えてみましょう。

問題点「起」:「憧れを頭のなかでだけ考えてしまう。実際に試して現実的に体験しない場合が多い。これからは自分で体感して、本当に憧れているのか吟味することが大事」

問題点「承」:「憧れの対象を多角的に分析していなかった。対象を第三者の目でしっかりと評価するようにしなければいけない」

問題点「転」:「会社を構成するのは人間であり、人間関係の把握という視点が欠けていた」

問題点「結」:「頼れる人がいない。やりたいことに対するアピール力が欠けている」

この例でわかるのは、「分析力と人間関係の構築」に問題があるということです。

さきにも記しましたが、人間は過去の行動を回想するときと未来の行動を予想するときは、脳の同じ場所が活性化されます。

つまり、脳の活性化のパターンから考えても、過去と同じパターンの選択をしやすいことになります。

つまり、脳は、**人生の岐路に立ったときに自動的に過去と同じ部位が活性化して、同じ「間違った選択肢」を選んでしまう**ことになるのです。

しかし、このチャートをつくることで、あなたが行動するうえでの思考パターンの短所を浮き彫りにすることができます。

将来、選択を迫られたときに、今回、明らかになった問題点を踏まえて選択をすれば、今度は「理想の選択」をすることができます。

ここまでで、自分の行動の問題点が明らかになったと思います。

次の章では、自分が現在、直面している状況から最善の選択をして、最高のパフォーマンスを得るための「未来に向けてのメンタル・タイムトラベル」の方法を解説します。

この方法は、脳内ライブラリーが充実している人ほど将来のパフォーマンスが高くなります。

6章

質の高い解決策を引き出す方法

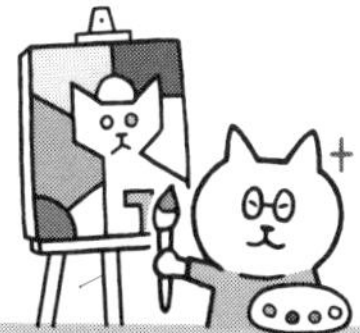

脳内ライブラリーを問題解決に応用する

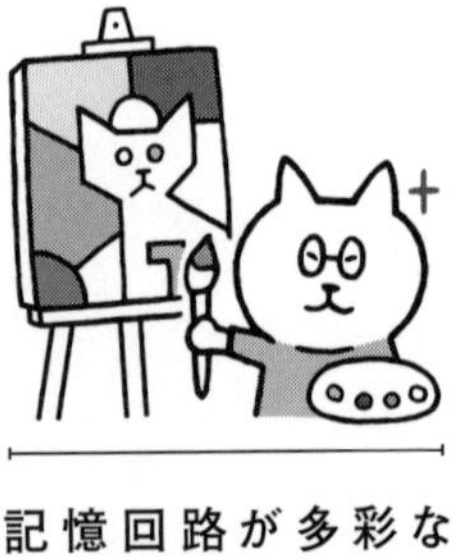

記憶回路が多彩なほどさまざまな問題に対応できる

さて、前章では、あなたが抱えている問題を明らかにしました。
次はその問題を解決する方法です。

明らかになった問題点を解決するために役立つのが、脳内ライブラリーです。
この脳内ライブラリーにストックされた情報は、情報の量だけでなく、内容も多岐にわたっていると、極めて有効な解決策を導き出すことができます。

つまり、ここで目指すのは、**「脳内ライブラリーから質の高い解決策をアウト**

プットする方法」です。

「分析的思考法」と「連想的思考法」

カナダのブリティッシュ・コロンビア大学心理学研究室のガボラらは、問題解決などに重要な思考や創造性を生み出す方法は2種類、「分析的思考法」と「連想的思考法」があると説明しています。[※23、※24]

少し難しい表現ですが、いままで本書を読んできたあなたなら、比較的簡単に理解できるかと思います。

本書で何度も説明してきたのは、情報は脳のなかに神経回路のパターンとして保存されて「記憶」になるということです。

脳のパフォーマンスを上げて情報を最適なかたちでアウトプットするということは、脳のなかに保存されている記憶回路を使いこなすことです。

つまり、**いかにこの神経回路のつながり方、パターンを使いこなすか**です。

現在、直面している問題を、まず神経回路のようにパターンとして認識し、脳内ライブラリーのなかに貯蔵されているいくつもの情報パターンから直面した問題のパターンと類似したものを選び出し、問題解決に応用することです。

図12の最上段の絵を見てください。

いま抱えている問題が、点線の三角形のパターンと考えてください。

次に真ん中の絵で示したように、この問題を解決するために、脳内ライブラ

図12

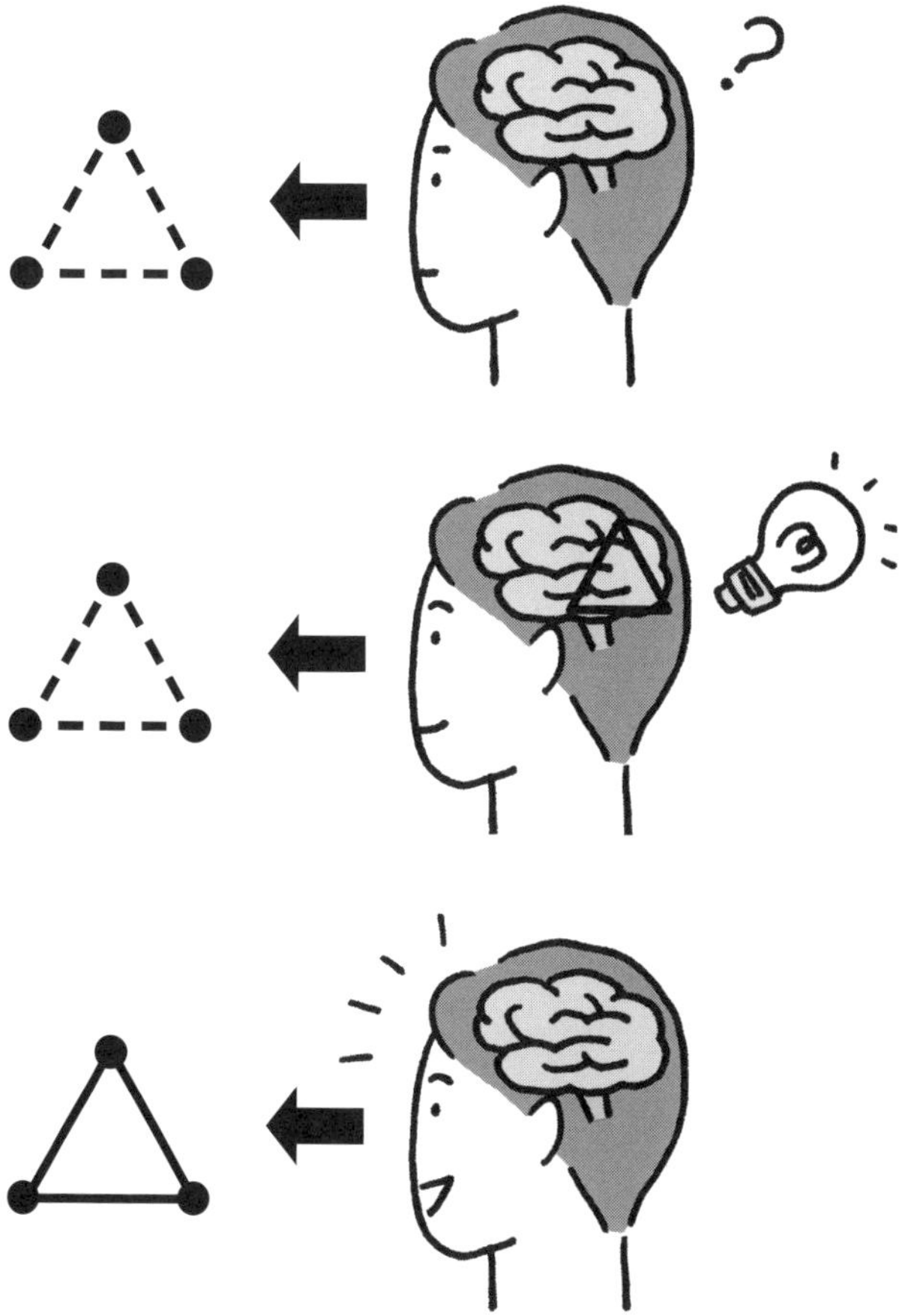

リーから実線の三角形のパターンを引き出します。

この実線の三角形のパターンは、過去に脳内ライブラリーにインプットしていた、類似のパターンを持った情報になります。

そして、最下段のように、いま抱えている問題である点線の三角形のパターンを、脳内ライブラリー内にある実線の三角形のパターンと対応させることによって、脳は、「自分なりの方法で問題を解決した」と考えるわけです。

この図からもわかるとおり、良質な問題解決策をアウトプットさせるために重要なのは、脳内ライブラリーに蓄積された情報のパターンの多さです。

つまり、**脳内ライブラリーに蓄積された記憶回路の種類が多彩なほど、さまざまな問題に対応できる**わけです。

このとき大切なのは、いま抱えている問題にパターンを見出すことです。

直面している問題のパターンが見出せないと、脳内ライブラリーのなかにある類似のパターンを見出すことができません。

直面した問題に対してそこにパターンを見出す能力には個人差があるといわれ、直感的に問題のパターンを見出せる人は、「問題解決能力が高い」と一般的にいわれる傾向があります。

「分析的思考法」すなわち「アレンジ・アクション」は直感に頼ることなく、意図的に問題のパターンを見出して、脳内ライブラリーのなかに蓄積されているパターンと比較し、ステップを踏んで答えを導き出す方法です。

問題解決に最適な知識を引き出す「アレンジ・アクション」

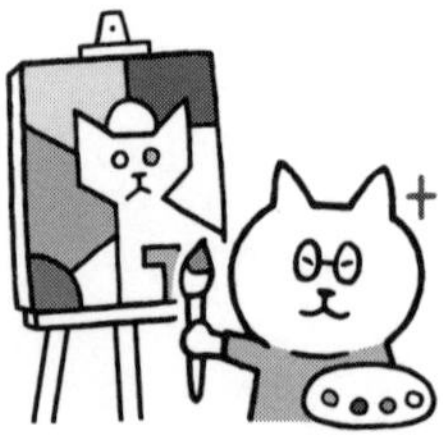

問題解決の
方法を明確化する
分析術

誰であっても、問題を冷静に検討・分析すれば、アレンジ・アクションを実践して、最適な解決策に導くことができます。

しかし、実際に問題を冷静に分析しようとしても、具体的な方法がわからず戸惑う人も多いと思います。

そこで私は、特別な能力がなくても問題のパターンを分析して見極め、解決へ導く方法を編み出しました。

この方法は学生をはじめ、私の周りの人たちがすでに実践的に用いており、その有効性が確認されています。

まず問題点を明確にパターン化させるために、ダイアグラムを用います(図13)。

図13に示したダイアグラムでは、まず右の列(「直面している問題のパターン」)の最上段のボックス(「問題」)に、いま抱えている問題の内容を可能な限り簡潔に、できれば一文で記します。

これは、**解決する問題をパターン化するうえで、枝葉部分を極力そぎ落として問題点の核心を明確にするため**です。

次に、最下段の「結論」のボックスに、最終的な解決、つまり「目指すゴー

図13

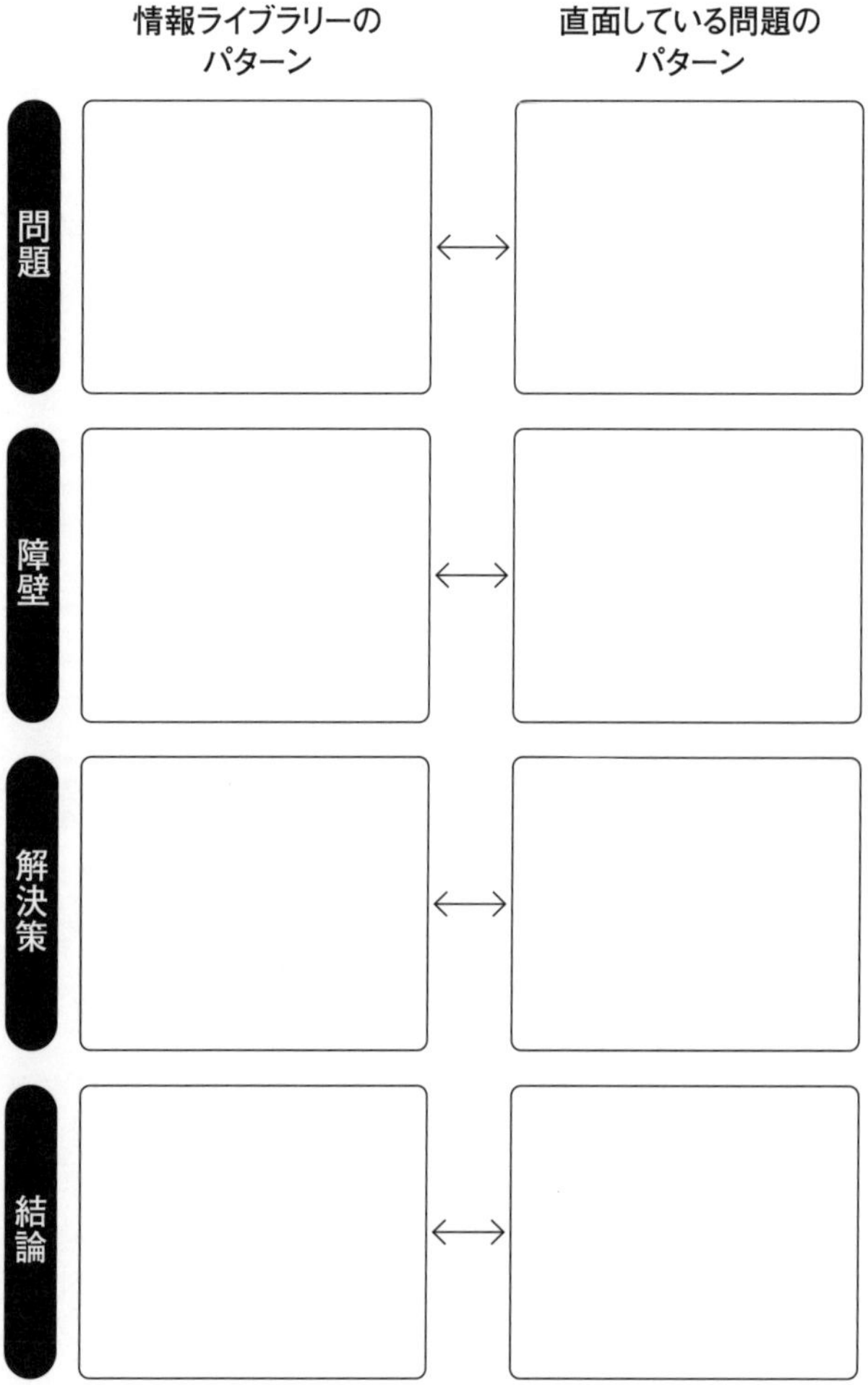

ル」を端的に記してください。

これで、いま抱えている問題について、「問題点の核心」と「目指すゴール」が整理されて明確になったはずです。

残るは2番目と3番目のボックス、つまり「障壁」と「解決策」です。

このふたつが明確になれば、問題を解決に導けるはずです。

その「問題」を解決する「障壁」を分析して記入します。

ここで、脳内ライブラリーに蓄積されてきた情報を使います。

脳内ライブラリーのなかから、今回の問題と類似する問題で、過去に解決した事例を引き出してくるわけです。

そして、その過去の成功例の問題解決パターンこそが、今回、直面している問題の解決パターンになります。それを左の列「情報ライブラリーのパターン」の4つのボックスに記入していきます。

書き込めたら、過去の成功例の「障壁」と「解決策」のパターンを分析して、いま直面している問題にこの成功パターンを適応させます。

すると、問題解決の方法が明確になるはずです。

これが、脳の記憶回路のパターンをベースとしたアレンジ・アクションです。
つまり、過去の成功例を模倣して、現在の問題を解決することになります。
だから、**脳内ライブラリーの情報量が多いほど有利**になります。

これを説明すると、「ただ真似しているだけじゃないか」と思う人もいるかもしれません。
しかし、これこそが脳のアウトプットの質を高める秘訣なのです。

スティーブ・ジョブズが実践したアレンジ・アクションとは

実際、大きな功績を遺した「成功者」とされる歴史上の人物たちは、みな、この方法をうまく使いこなすことができた人たちです。

あのスティーブ・ジョブズは、ピカソの言葉を引用して「優れた芸術家は真似る。偉大な芸術家は盗む」という言葉を遺しています。

ジョブズは文字どおり「盗む」と言っているのではなく、すでに存在するもののなかから価値を見出してビジネスに活用するということを意図しています。

つまり、**すでに存在した過去の解決策を応用する**ということです。

脳のパフォーマンスを向上させ、有効なアウトプットを生み出すことは、言い換えれば、いかに自分の脳のなかに「使える情報」がインプットされて保存されているか、ということになります。

では、実際にスティーブ・ジョブズの例を、ここで提案したダイアグラムに当てはめてみて、彼がどのように直面した問題を解決したか考えてみましょう。

スティーブ・ジョブズが音楽にもたらした革命は、なんといっても、何千もの曲を携帯可能にしてどこでも聴けるようにした「ｉＰｏｄ」の開発です。

発売当初にｉＰｏｄが抱えた問題は、「どうやって普及させるか」でした。

本書のダイアグラムを使って、この問題をジョブズがどうやって解決したか見てみましょう。

まず直面している問題は、「iPodが大衆に普及できていない」になります。

そして、結論が「iPodが爆発的に普及した」になります（図14）。

では、この「問題」と「結論」をつなぐうえでの「障壁」とはなんだったのか？

iPodで大量の音楽を携帯するためには、何千という曲をバラ売りして、ユーザーが好きな曲を1曲単位で買える、つまり音楽配信サービスを整備する必要があります。

そのためには、音楽業界から楽曲を1曲単位で販売用に提供してもらう必要が

図14

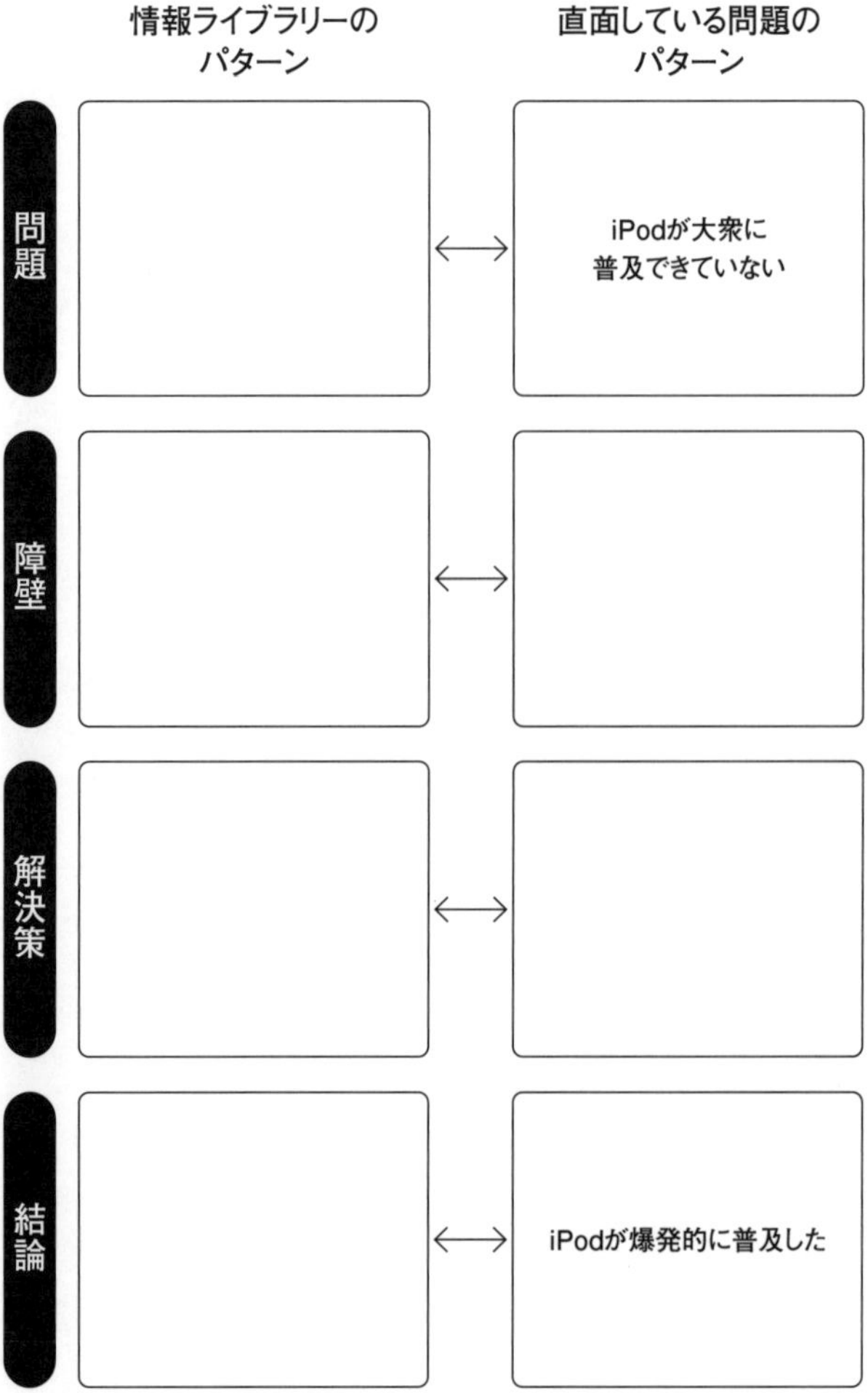
情報ライブラリーのパターン
直面している問題のパターン
問題
iPodが大衆に普及できていない
障壁
解決策
結論
iPodが爆発的に普及した

あります。

つまり、iPod普及のために障害になっていたのは、「音楽業界」です。

当時、音楽はCDとして「まとまったかたち」で販売されていました。音楽業界はCDからデジタル配信への変革に抵抗を示していましたし、アーティストも「アルバムのバラ売りはしない」と反発する者が少なくありませんでした。

これでダイアグラムの「障壁」に記入するのは、「音楽配信に反対する音楽業界とアーティスト」となります（図15）。

ここでジョブズが過去の類似した問題の解決パターンとしたのが、レコードの全盛時代にCDを普及させることに成功した、株式会社ソニーの大賀典雄《おおがのりお》社長のとった解決パターンでした。

図15

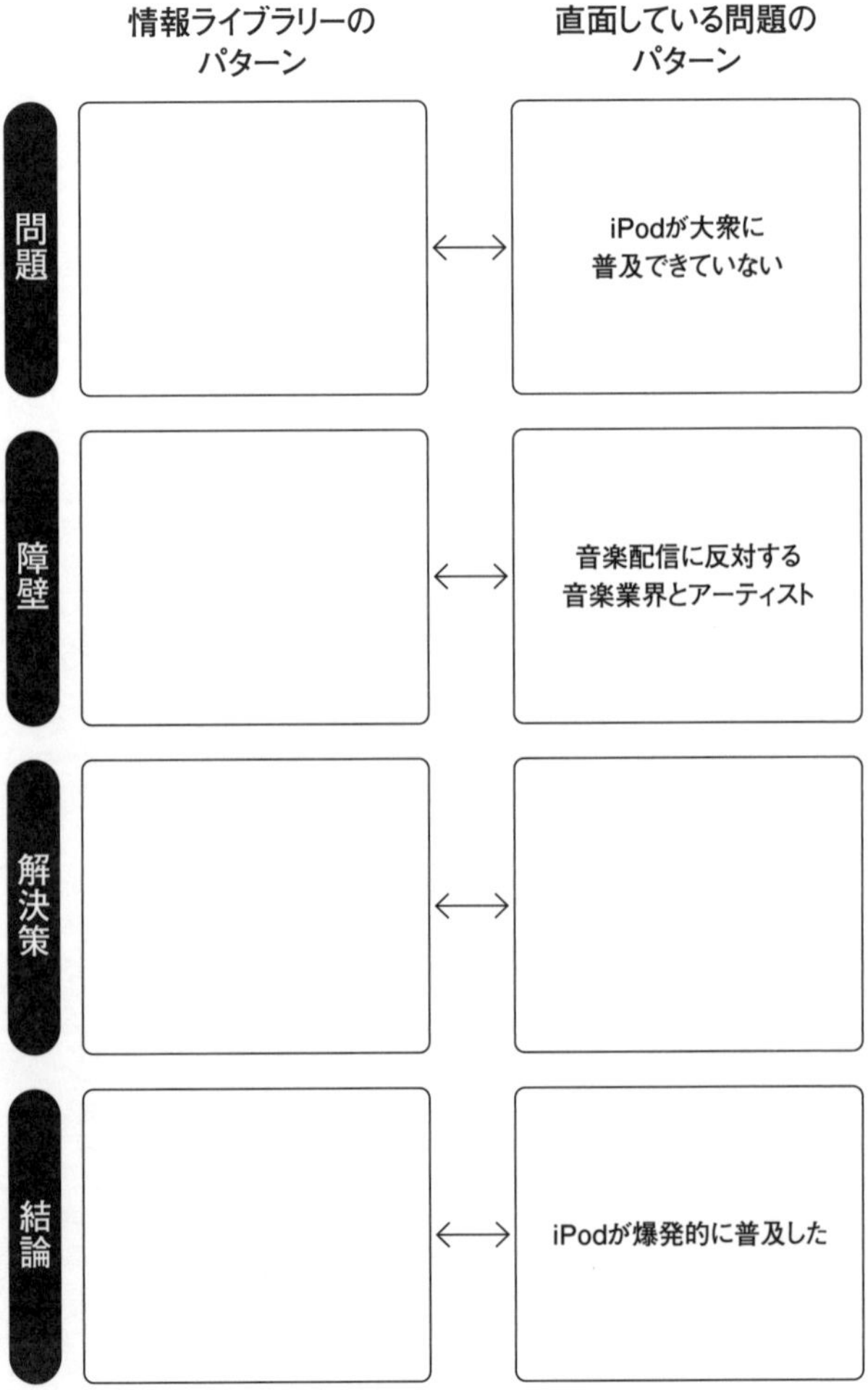

情報ライブラリーの
パターン
直面している問題の
パターン
問題
iPodが大衆に
普及できていない
障壁
音楽配信に反対する
音楽業界とアーティスト
解決策
結論
iPodが爆発的に普及した

ＣＤが開発されたときに、レコードにこだわる音楽業界は猛反対しました。

このときの状況を左の列の「情報ライブラリーのパターン」のダイアグラムに記入すると図16のようになります。

問題点「ＣＤが大衆に普及できていない」
障壁「ＣＤに反対する音楽業界」
結論「ＣＤが爆発的に普及した」

では、ソニーの大賀社長は、この障壁をどうやって解決したのでしょうか。

もともとオペラ歌手だった大賀社長は、友人だった「クラシックの帝王」の異名を持つ世界的指揮者カラヤンに、ＣＤに賛同する旨を公言させました。

結果、音楽業界の流れを一気にレコードからＣＤに転向させたのです。

図16

	情報ライブラリーのパターン	直面している問題のパターン
問題	CDが大衆に普及できていない	iPodが大衆に普及できていない
障壁	CDに反対する音楽業界	音楽配信に反対する音楽業界とアーティスト
解決策		
結論	CDが爆発的に普及した	iPodが爆発的に普及した

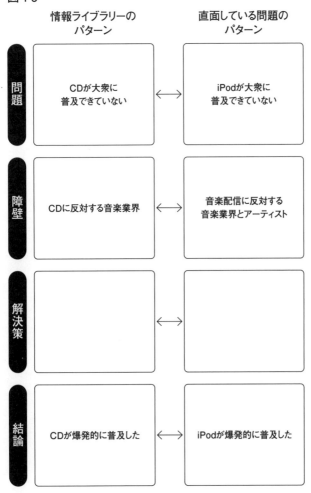

つまり、ソニーの大賀社長がとった解決策は、「ビッグネームを使って業界の流れを変える」でした（図17）。

そしてジョブズは、ｉＰｏｄ普及のためのひとつの解決法として、この方法を採用しています。

ジョブズは世界的ロックバンドＵ２のメンバーのなかでも、最新技術が好きなジ・エッジなどのメンバーに働きかけて、音楽配信サイト「iTunes Store」に賛同してもらうように交渉しました。

もちろん、ｉＰｏｄ普及はこのことだけではないし、もっと複雑な要素も多々あるでしょう。

ここで紹介した説明だけではファンの方から怒られてしまいそうなくらい単純

図17

	情報ライブラリーのパターン		直面している問題のパターン
問題	CDが大衆に普及できていない	⟷	iPodが大衆に普及できていない
障壁	CDに反対する音楽業界	⟷	音楽配信に反対する音楽業界とアーティスト
解決策	ビッグネーム(カラヤン)を使って業界の流れを変える	⟷	
結論	CDが爆発的に普及した	⟷	iPodが爆発的に普及した

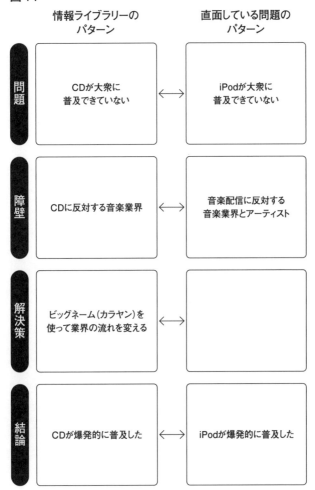

化していますが、U2などのビッグアーティストたちが、iTunes Storeに賛同したことが音楽業界に大きな影響を与え、iPod普及に一役買っていることは間違いありません（図18）。

このことからもわかるように、問題解決に大事なのは、脳内ライブラリーに「いかにたくさんの問題解決のひな型となるパターンが存在しているか」になります。

3章で記した脳内ライブラリーを充実させる方法を実践しておけば、脳のパフォーマンスをつねに高い水準に保つことができるのです。

図18

	情報ライブラリーのパターン		直面している問題のパターン
問題	CDが大衆に普及できていない	⟷	iPodが大衆に普及できていない
障壁	CDに反対する音楽業界	⟷	音楽配信に反対する音楽業界とアーティスト
解決策	ビッグネーム(カラヤン)を使って業界の流れを変える	⟷	ビッグネーム(アーティスト)を使って業界の流れを変える
結論	CDが爆発的に普及した	⟷	iPodが爆発的に普及した

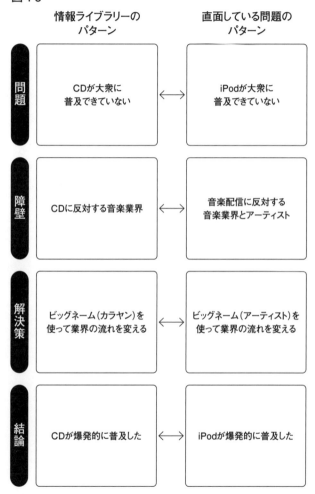

『ファウスト』をアレンジ・アクションで組み直した黒澤明

ここで紹介したアレンジ・アクションは、ビジネスの場での問題解決だけでなく、クリエイターなどの思考にも活用できます。

世界一流のクリエイターたちは、脳内ライブラリーにある過去の成功作品を自分なりにアレンジして、オリジナル作品をつくり上げています。

本書を読んでいるクリエイターの方も、ここで紹介したダイアグラムを変形すれば、新たな作品をつくり出すことができるはずです。

この場合、ダイアグラムは「問題」「障壁」「解決策」「結論」ではなく、「起」

「承」「転」「結」にします（図19）。

左の列にくるのが、脳内ライブラリーのなかにある過去の作品のパターンです。

その内容に対応するのが、右の列の「新たな作品」です。

ここでは、物語をつくることを例に説明します。

過去の優れた作品を、まず左の列で起承転結に整理し直し、そのパターンを捉えます。

その左の列の起承転結に自分なりのアイデアを加えて、同じ骨格のパターンを持ちながら、まったく新しい作品をつくり出すことができます。

図19

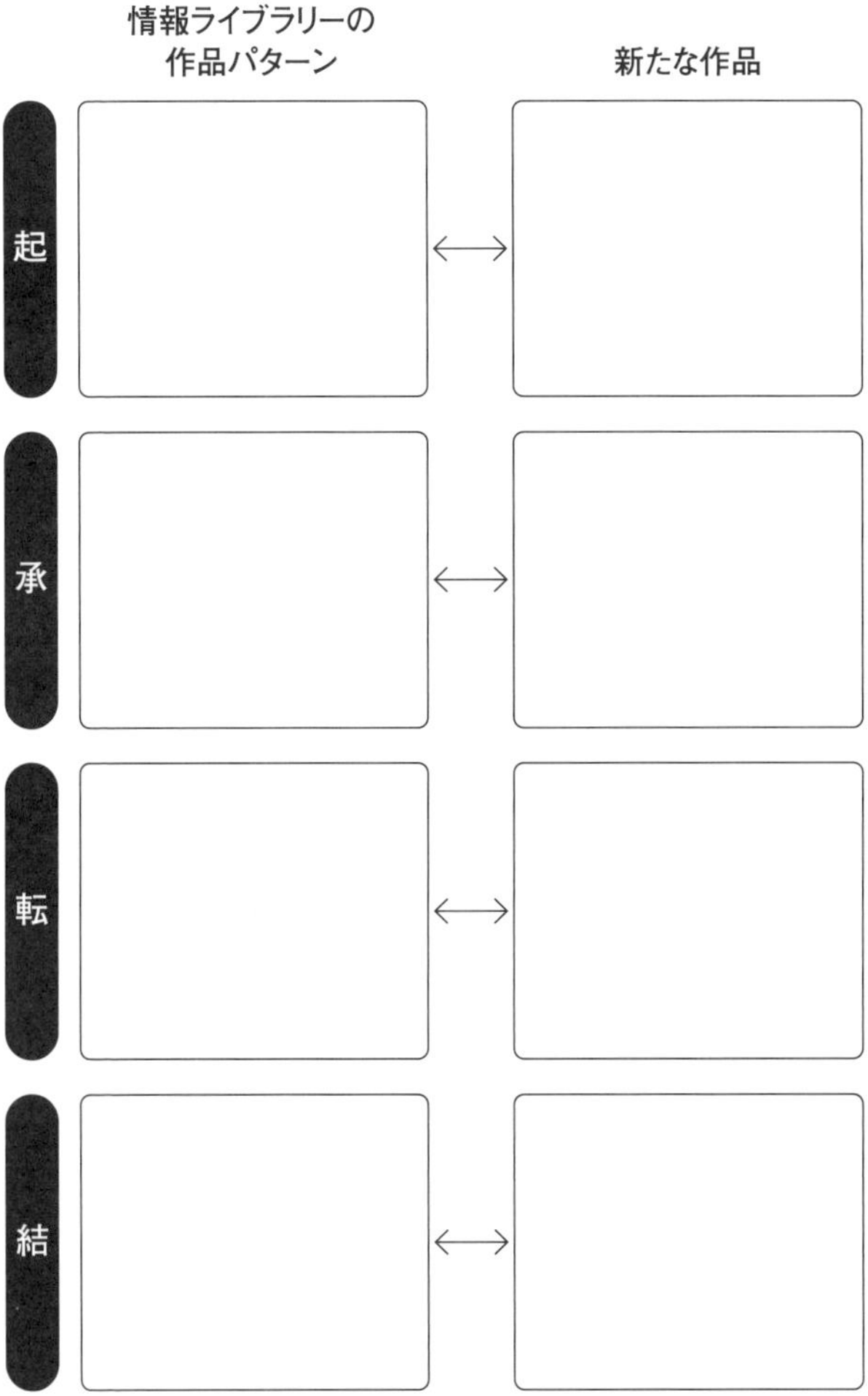

図20

	ゲーテ『ファウスト』		黒澤明「生きる」
起	喪失感と絶望感を感じている学者、ファウストがいる	⟷	なんの生きがいも感じていない無気力な公務員がいる
承	悪魔と契約することでさまざまな享楽を体験するが、満足はできない	⟷	がんと診断されて余命短いことを知り、さまざまな享楽を体験するが、満足はできない
転	最後の仕事として海の干拓を行い、海の脅威から解放された安全な地をつくろうとする	⟷	生きた証を遺すべく、ドブ池を埋め立てて住民のために公園をつくろうとする
結	干拓してつくった安全な地で自由な民と幸福に暮らすことを予感し、死ぬが、魂は救済される	⟷	完成した公園で住民の幸せを思いつつ、満足してこの世を去る（魂の救済）

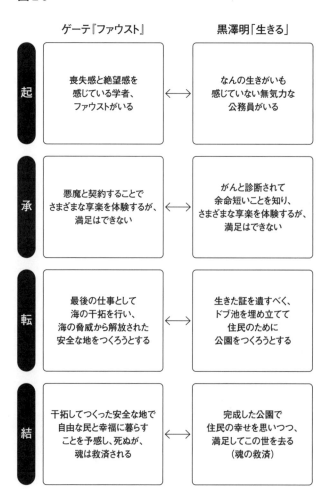

日本を代表する映画監督の黒澤明《くろさわあきら》の作品は、この手法を使って数々の傑作を生み出しています。

黒澤監督の代表的作品である「蜘蛛巣城《くものすじょう》」「乱」は、シェイクスピアの戯曲に日本独特の能の美学を取り入れて構成したものです。

「蜘蛛巣城」や「乱」は、原作がシェイクスピアの『マクベス』と『リア王』であることは一目瞭然ですが、黒澤監督の現代劇の代表作である「生きる」も、物語構成のパターンを分析すると、じつはゲーテの『ファウスト』をアレンジ・アクションで組み直したことがわかります（図20）。

優秀なクリエイターとは、脳内ライブラリー内に多くの情報（この場合、作品）をストックしておき、そのパターンをアレンジ・アクションによって明らかにして、そのパターンを踏襲するなかで、自分だけの視点を加えたオリジナル作品として昇華しているのです。

アレンジ・アクションを鍛える方法（まとめ）

アレンジ・アクションは、ビジネスの現場でも、クリエイターが作品を創造する場合でも極めて有効な方法です。

きちんとした手順を踏めば、誰でも使いこなすことができます。

ここで改めてその手順を整理しておきましょう。

①睡眠や運動を通じて、脳の状態を整える。

②速読法や動画の早送りを駆使して、インプットする情報量を増やす。

③ノート術を使い、長期記憶として脳内ライブラリーに確実に情報を保存する。

④メンタル・タイムトラベルを駆使して問題点を見極める。
⑤アレンジ・アクションを駆使して問題を解決する。

以上の手法を駆使すれば、脳のパフォーマンスを上げて、効率的かつ効果的に問題を解決することが可能になります。

ここまでの内容を実践するだけで、ほかの人に比べてかなり高い脳のパフォーマンスを発揮できるはずです。

7章

誰も思いつかなかった解決策を引き出す方法

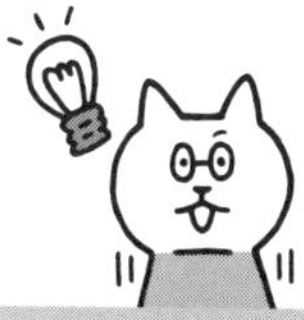

自分でさえ驚く予想外のアウトプット術

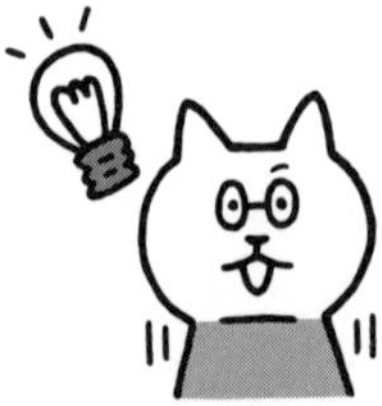

「ひらめき」を誘発する連想的思考法とは

この章では、脳の力を発揮するうえでもっとも難しい「最終到達点」ともいえる「ひらめき」を誘導して、アウトプットの質を高める方法を脳科学的に考察し、提示します。

「ひらめき」とは、人間だけが発揮できる創造性のことでもあります。

昨今、驚くべき勢いでＡＩが普及していますが、**ＡＩには決して真似できないのが、本章で紹介する「ひらめき」**です。

前章で解説したアレンジ・アクションに基づくアウトプットは、自分の意思で行うことができますが、「ひらめき」は、残念ながら自分の意思の力で行うことはできません。

この「ひらめき」を誘発する方法を、「連想的思考法」と呼びます。

これは、**意識せずに脳のなかで記憶回路のパターンが偶発的につながり、それが問題解決につながる**というものです。

そもそもＡＩは、確率的にもっとも適切と思われる解答をつねに引き出すことができます。

しかし、脳はときに**予想外のアウトプット**を行います。

これは、**人間の脳だけができること**です。

本来では起こりえない予想外のアウトプットのため、思考や問題解決に大きな飛躍をもたらします。

ここまでの話だと、偶然に頼ってしか得られない脳のアウトプット現象と感じるかもしれません。

しかし、脳科学や心理学は、この**予想外のアウトプットを誘発する方法を発見**しています。

これら最新の研究成果を踏まえて、本章では、どうしたら「ひらめき」を得られるのか、「連想的思考法」すなわち「コネクト・アクション」に基づいて解説します。

近い未来、多くの仕事がＡＩにとって代わられます。

私の研究の分野でも、多くの部分がＡＩによって行われることになるでしょう。

その結果、仕事を失ってしまう人も多いかもしれません。

そんな世界で活躍できる人は、人間だけが操れる能力、つまり「ひらめき」や「連想的思考」ができる人です。

いままでの内容をもとに、本章で紹介する**「ひらめき」を引き起こすコネクト・アクション**を駆使して、「優秀な脳」を手に入れてください。

―アインシュタインが書き残した「ひらめき」の思考法

過去に誰も越えられなかった壁を突破してきたのは、このコネクト・アクションを駆使して、誰も予想できなかった問題解決法を思いついた人たちです。

図21

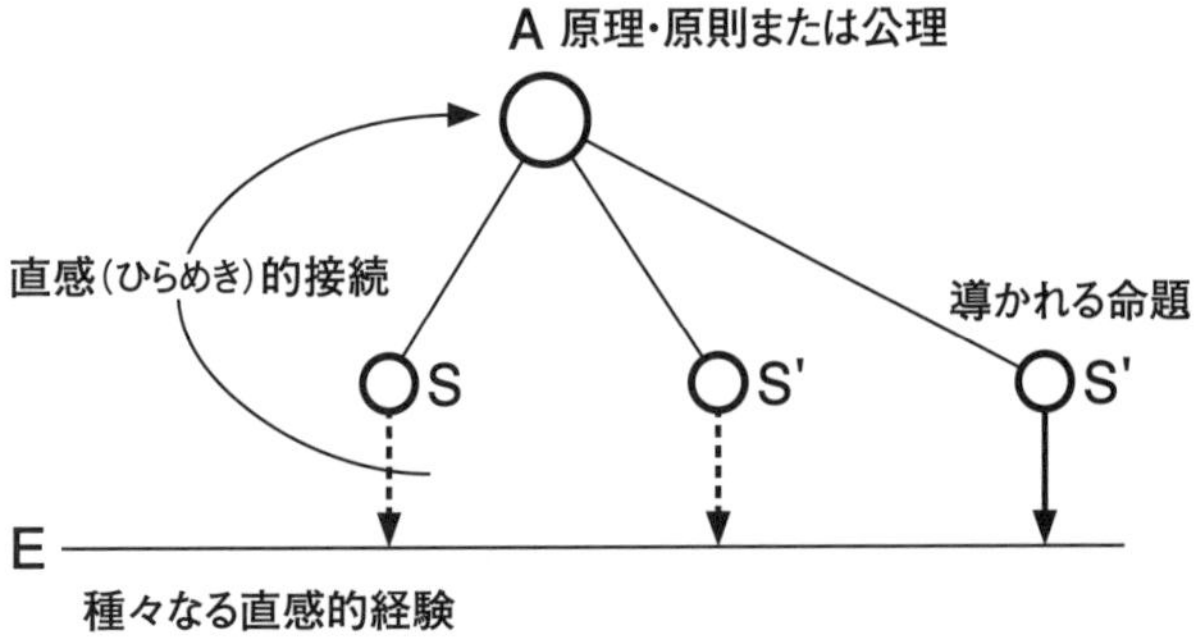

彼らの思考法には、じつは特徴があります。

そこで、今世紀最大の天才のひとり、アインシュタインの思考に対する考え方を参考にしてみましょう。

アインシュタインは、自らの思考の過程を「思考モデル」と称して、図で説明したものを遺しています(図21)。

これは、アインシュタインが友人で哲学者のソロビーヌに宛てて書いた手紙のなかで発見されました。アインシュタインの思考過程を知るうえで、極めて興味深い資料といえます。

アインシュタインによれば、図の下線部分「E」は、直感的な経験を示しています。そして、図中のAの部分が、世界の真実を示す原理原則（または公理）となるそうです。

私たちはアインシュタインのような物理学者ではないので、Aの部分は単純に「最終的な目標」と考えれば十分です。そして、この真理から導かれる命題（S）が、それぞれEに示した事柄を説明するとしています。

注目すべきは、下線部分の「E」から真理である「A」に向かっている曲線の矢印です。

アインシュタインはこの矢印を「論理的な筋道ではなく、直感的な結びつきである」と説明しています。

つまり、これが「ひらめき」です。

アインシュタインにとっても、やはり「ひらめき」とは論理性を超えた、意図せずに大きな飛躍をもたらすものであり、さらに、最終的な結論にたどり着かせてくれるものだったのです。

アインシュタインも、「ひらめき」は、ある日突然、予想外にやってくると考えていました。

でも、本当に「ひらめき」を得るには、偶然に頼って、運任せに待っているしかないのでしょうか？

じつは違います。

コネクト・アクションを行えば、自らの意思で誘発できるのです。

――エジソンはボールを使った コネクト・アクションで誘発した

20世紀最大の発明家といえば、トーマス・エジソンです。

エジソンもまた「ひらめき」の重要性を訴えています。

有名な「天才とは、1％のインスピレーション（ひらめき）と99％の努力である」というエジソンの言葉が、それをよく物語っています。

エジソンは、昼間でもよくうたた寝をしていたといわれています。

しかし、じつは意図的にうたた寝をしていたことがわかっています。

エジソンにとって、**うたた寝は「ひらめき」を得るためのテクニック、つまりコネクト・アクション**だったと考えられています。

エジソンは、うたた寝をするときに、いつも両手に1個ずつボールを持っていました。

こうすると、眠りに落ちた瞬間にボールが落ちて、地面にぶつかって音を立てます。

この瞬間に、目が覚めます。

エジソンによれば、この**目が覚めた瞬間に「ひらめき」を得ることが多かった**というのです。

あなたがこのコネクト・アクションを行うのであれば、鍵などで代用するのがよいでしょう。

同様のテクニックは、画家のサルバドール・ダリも使っていました。

ダリといえば、シュルレアリスムを代表する画家で、その絵画は独特性においても突出しています。

この、誰も真似することのできない絵画のイメージを、ダリがどのようにして得ていたのかというと、これまた、**「うたた寝をするときに手に鍵を握っていた」**というのです。

発明家と画家という異なる分野の偉人が同様の方法をとっていたということは、この方法が、分野を超えて「ひらめき」を得るのに有効であることを示しています。

近年になって、フランスのパリ脳研究所の科学者たちがこの方法を検証し、その結果を「Science Advances」誌に学術論文として発表しました。

この検証実験では、106人の被験者に数学の問題を解かせました。

しかし、この数学の問題には仕掛けがされていて、問題を解くうえでの裏技が隠されていました。

裏技に気づけば簡単に解くことができるようにしてあったのです。

そこで、被検者に、エジソンやダリが使っていたコネクト・アクションによるひらめきの誘発を試みたところ、**コネクト・アクションを行った人たちのほうが、何もしなかった人たちに比べて、裏技に気づく確率が3倍近く高かった**ことが確認されました。

この方法はどうやら「ひらめき」を得るうえでは間違いなさそうですが、なぜ、この方法は有効なのでしょうか？

脳の異なる部位を想定外に活性化させる

脳の活性化には、「大規模ネットワーク」と呼ばれる、脳の異なる部位がつながるパターンがあります。

これは、神経回路をさらに大きくしたイメージです。神経回路とは神経細胞と神経細胞のつながりのことですから、ミクロ単位のつながりです。

これに対して大規模ネットワークは、脳のなかの大きな部分（領域）同士のつながりになります。

神経回路そのものは、物事を記憶しています。

しかし、この神経回路がいくつも重なって領域ができて、これがつながることでマクロな回路（ネットワーク）ができあがり、記憶パターンを超えた「ひらめき」や「発想」、「創造性」を生み出します。

たとえるならば、神経回路は「個と個のつながり」です。それに対して大規模ネットワークは、「国と国のつながり」と考えてください。

国を構成する国民一人ひとりのつながりが神経回路であり、国民が集まって形成される国が領域にあたります。そして、国と国が外交関係で結びつくことが脳の大規模ネットワークに相当すると考えればいいでしょう。

図22

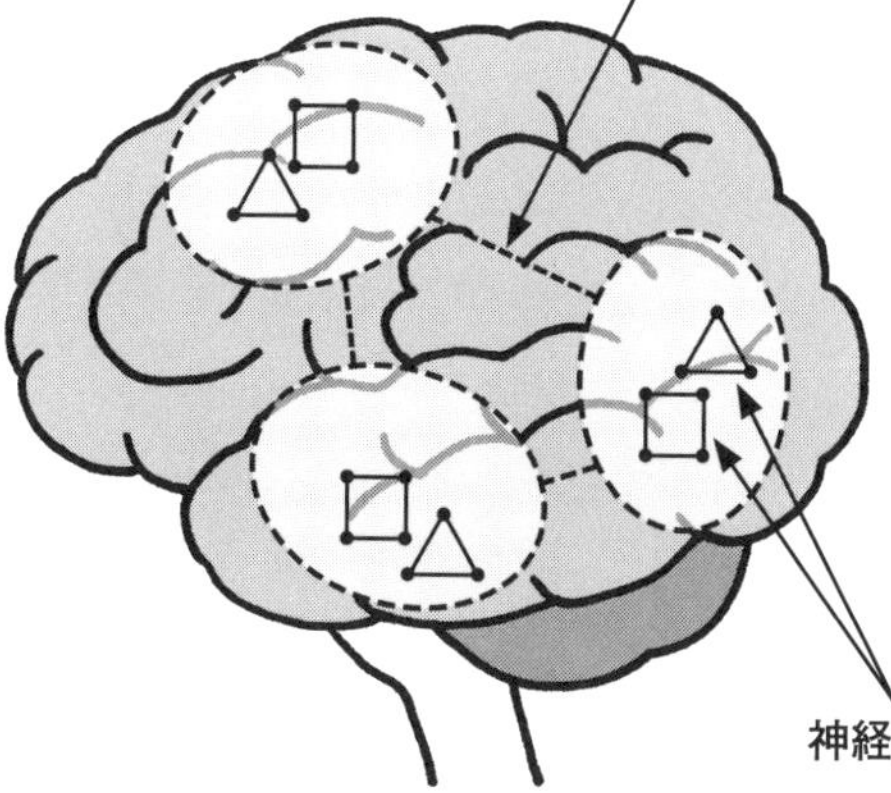

国民一人ひとりのつながりは国のパフォーマンスのために大事ですが、それと同じくらい大事なのは、国同士の外交関係です。

脳のなかも、こういった関係が成り立っているのです。

創造性や「ひらめき」に大事な脳の大規模ネットワークは、デフォルト・モード・ネットワーク（Default mode network）、前頭頭頂ネットワーク（Frontparietal network）、そして顕著性ネットワーク（Salience network）の3つのネットワークに分けられると考えられています（図22）。

これらの大規模ネットワークは、通常、個別に独立して活性化していますが、ハーバード大学をはじめとする脳科学者たちの研究から、創造性やひらめき、つまりコネクト・アクションを発揮するときに、脳はこの**3つのネットワークを構成する領域の全部または一部が協同（カップリング）して活性化する**ことが報告されました。

同時に、デフォルト・モード・ネットワークと前頭頭頂ネットワークは相対する作用があるので、**意識的に一緒に活性化することは難しい**こともわかりました。

ただ、近年の研究から、完全とはいえないにしても、この3つの大規模ネットワークを構成する部位が協同的に活性化した（加えて視覚、感情、記憶を司る領域の活性化の余韻のなかにある）状態が、短時間ではあるものの入眠後すぐに出現することが報告されました。

ここで、睡眠について考えてみましょう。

2章でも述べましたが、人間の睡眠には段階があります。

睡眠に入ると、まず浅い睡眠であるレム睡眠が出現します。

このレム睡眠のあとに、ごく短時間出現するのが「ステージ1」と呼ばれる睡眠状態です（66ページ図4）。

このごく短いステージ1のときに、3つの大規模ネットワークが協同的に活性化し、ひらめきを創出することに貢献していると考えられています。

つまり、エジソンやダリのとった方法は、この「ステージ1の状態で脳を覚醒させる方法」だったといえるわけです。

偉人たちは、現代の脳科学でも通用する方法でひらめきを誘発して、とても効果的なアウトプットを行っていたのです。

実際に私も行っていますが、ときに驚くべき発想が思いつきます。

ぜひ、試してみてください。

睡眠を用いたコネクト・アクションで周期律表を思いついたメンデレーエフ

エジソンやダリの方法は、脳科学的にも有効な方法ですが、コネクト・アクションを実践する方法はこれだけではありません。

過去に「ひらめき」を体験した人たちの例を参考にすると、ひとつのキーワードとして**睡眠、または覚醒直後が重要**であることが見えてきます。

睡眠中も当然、脳は活動を続けています。

夢を見ることは、その証拠です。

夢は昼間の経験が反映されることが多く、予想外の発想を生みます。

そして、その発想は、抱えている問題を驚くべき方法で解決することが多々あります。

化学者のアウグスト・ケクレは、夢のなかでおのれの尻尾に嚙みつく蛇のイメージを見て、ベンゼン環の化学構造をひらめきました。

同じく化学者のドミトリ・メンデレーエフも、夢のなかで周期律表を思いついたといわれています。

『シャイニング』や『ショーシャンクの空に（刑務所のリタ・ヘイワース）』『スタンド・バイ・ミー（The body）』の作者として有名なスティーブン・キングは、自らが見た悪夢の内容をもとにして、名作『呪われた町』を執筆したといわれています。

夢のなかの出来事を活用したのは、化学者や作家ばかりではありません。

1965年5月7日の朝、眠りから覚めたローリング・ストーンズのキース・リチャーズは、枕元に置かれたテープレコーダーが録音状態のまま止まっているのを発見しました。

巻き戻して再生してみると、そのテープにはギターで奏でたメロディが録音されていました。

30秒ほどメロディが続き、唐突にギターを投げ捨てる音がして、あとはテープが切れるまでずっといびきが録音されていたそうです。

つまり、リチャーズは、自分でも覚えていないなかで、寝ぼけて夢のなかでひらめいたメロディをギターで奏で、枕元のテープレコーダーに録音し、そのまま再び眠ってしまったというわけです。

じつは、このときのメロディが、のちに名曲『サティスファクション』の冒頭のメロディとなったのです。

つまり、**「ひらめき」は、寝ている時間に夢というかたちで訪れることが多いのです。**

同様にして、**「起きてすぐ」の時間帯も、「ひらめき」のうえで重要**です。

ペンシルバニア大学の研究では、起床後のシャワーを浴びている時間、または起床後20分以内に「ひらめき」が訪れることが多い、ということがわかっています。

あのビートルズのポール・マッカートニーは、『イエスタデイ』のメロディを、彼女の家で朝起きたときに思いついたと語っています。

つまり、**睡眠は「ひらめき」を誘発するカギ**といえます。

おそらく、睡眠時または起床直後というのは、通常の昼間の覚醒時とは脳が異なる状態にあり、その「異なる」状態の脳が、想定外の記憶のつながりを生み出しやすくしているのでしょう。

そこで、この睡眠中に訪れるひらめきを逃さないために、寝るとき、さらには朝起きてすぐのときも、手の届く範囲にノートを置いておくようにすることを心がけてください。

これは夢日記とは違います。

夢日記はひたすら夢の内容を記録するノートですが、今回のノートの使用法は「何かを思いついた」というときに記録するためのものです。

キース・リチャーズの例でもわかるとおり、寝ているあいだや半覚醒状態で何かを思いついても、すぐに忘れてしまい、覚えていることができません。

ですから、夢のなか、または起きてすぐの寝ぼけているときの「ひらめき」を無駄にしないために、**「ひらめき」を必ずノートに記録**しましょう。

―気分転換がきっかけとなった数々の「ひらめき」

問題に直面したときや解決策を考え続けているときには、「ひらめき」は訪れにくいことがわかっています。

しかし、考え続けたあと、**気分転換となるコネクト・アクションをしたときに「ひらめき」が生まれやすくなる**ことも確認されています。

直面した問題のことを考え続けていて、すっと別のことをしたとたん、ドミノ倒しのようにパーッと答えが現れるわけです。

先人たちの経験を見てみると、どうやら**散歩や歩き回るといったコネクト・アクションが有効**なようです。

ニコラ・テスラは、散歩しているときに、長年解くことができなかった交流モーターの原理を思いつきました。

『クリスマス・キャロル』の原作者、チャールズ・ディケンズは、1日25キロ近く散歩して、小説のアイデアを練っていたといわれています。

マイクロソフトのビル・ゲイツや物理学者の湯川秀樹《ゆかわひでき》も、散歩の習慣を持っていました。

『若草物語』の作者、ルイーザ・メイ・オルコットにいたっては、歩くのでは物足りなかったのか、毎日走っていたくらいです。

音楽に関しても同様で、モーツァルトもやはり食後の散歩のときにメロディを思いつくことが多かったといわれています。

数学者アンリ・ポアンカレも、難問フックス関数を解決した瞬間を、「山登り中であった」と記憶しています。

ウォーキングが「ひらめき」を生むのは、脳のいくつもの領域を同時に活性化させる作用があるからだとされています。※25

脳のなかの通常はつながらない領域が、大規模ネットワークとしてつながったときに連想的思考ができるようになり、「ひらめき」が生まれます。

このことから考えても、ウォーキングがアウトプットの質を上げるために有効なコネクト・アクションであることがわかります。そして、歴史に名を残した天才たちは、この効能を本能的に知っていて利用していたことになります。

また、ウォーキングなどの運動は、脳内でＢＤＮＦ（脳由来神経栄養因子）という物質を増やすことが確認されています。ＢＤＮＦが増加すると、認知機能が改善することも確認されています。[※26、※27]

つまり、**加齢に伴う脳機能の低下を改善する効果が期待できる**ことになります。

「ひらめき」を誘発するだけでなく、脳の加齢に伴う変化を改善させるウォーキングなどの運動を、日常生活に取り入れることを強くおすすめします。

コネクト・アクションを鍛える方法（まとめ）

本章では、最高の脳パフォーマンスにあたる「ひらめき」を導くコネクト・アクションを紹介しました。

しかし、この方法は、前提として**脳内ライブラリーが充実していることが重要**となります。

脳内ライブラリーのなかにたくさんの情報神経回路パターンがあって、初めて大規模ネットワークのつながりが最高のパフォーマンスとアウトプットを促してくれることになります。

まとめると、

①普段からインプットを心がけ、脳の情報ライブラリーを充実させる。
②エジソンやダリの方法を使って、うたた寝の寝入った瞬間を逃さない。
③ベッドのすぐそばにノートを置いて、夢が与えるひらめきを逃さない。
④毎日、ウォーキング程度の運動を心がける。

この4つを意識した生活をすることで、「ひらめき」という最大級のアウトプットが可能になるのです。

あとがき

脳には無限の力があります。

近年、不可逆的に進行したと思われていた認知症患者において、パラドキシカル・ルシディティ(paradoxical lucidity)と呼ばれる現象が報告されています。[※28]

これは、進行した認知症を患って、もう回復の見込みがないと思われていた患者が、死の直前に突然認知機能を回復し、認知症を患っていなかったかのように普通にふるまい始める現象のことです。

脳の機能が低下したことによって認知症が発症し、その根底に神経細胞の数が少なくなっていること(萎縮)があるとすれば、非常に不可解な現象です。

死の直前にこの現象が報告されることから、そのメカニズムの解明は非常に困難と考えられていますが、現在、アメリカを中心にワーキンググループが発足し、この現象の解明が始まっています。

まだ不明なことが多いのですが、現時点で明確にいえることは、**脳には無限の力がある**ということです。

そして、その脳は、あなたの頭のなかにも存在しています。

本書では、「脳のパフォーマンス」を最大限に引き出し、これからの社会においてＡＩにはない価値を提供できる人になっていくための脳の使い方をご紹介しました。

問題解決のための思考法を知り、それらを実践することが、あなたが抱えている問題を解決する一助となれば幸いです。

最後に、本書の執筆にあたり多大なるご貢献をいただいたアスコムの大住兼正氏とコサエルワークの天野由衣子氏に深く感謝を捧げたく存じます

本書があなたが抱える問題の解決に役立ち、さらに「ひらめき」や創造性の発揮などの、経験したことがない良質なアウトプットの実現につながれば、これに勝る喜びはありません。

下村健寿

参考文献

※1 DeCarli C, Massaro J, Harvey D, et al. Measures of brain morphology and infarction in the framingham heart study: establishing what is normal. Neurobiol Aging. 2005;26(4):491-510.

※2 Ford L, Shaw TB, Mattingley JB, Robinson GA. Enhanced semantic memory in a case of highly superior autobiographical memory. Cortex. 2022;151:1-14.

※3 Parker ES, Cahill L, McGaugh JL. A case of unusual autobiographical remembering. Neurocase. 2006;12(1):35-49.

※4 Stracciari A, Ghidoni E, Guarino M, Poletti M, Pazzaglia P. Post-traumatic retrograde amnesia with selective impairment of autobiographical memory. Cortex. 1994;30(3):459-468.

※5 Maguire EA, Gadian DG, Johnsrude IS, et al. Navigation-related structural change in the hippocampi of taxi drivers. Proc Natl Acad Sci U S A. 2000;97(8):4398-4403.

※6 Woollett K, Maguire EA. Acquiring "the Knowledge" of London's layout drives structural brain changes. Curr Biol. 2011;21(24):2109-2114.

※7 Fuyuno I. Brain craze. Nature. 2007;447(7140):18-20. doi:10.1038/447018a

※8 Kanaya HJ, Park S, Kim JH, et al. A sleep-like state in Hydra unravels conserved sleep mechanisms during the evolutionary development of the central nervous system. Sci Adv. 2020;6(41):eabb9415.

※9 Neeper SA, Gómez-Pinilla F, Choi J, Cotman CW. Physical activity increases mRNA for brain-derived neurotrophic factor and nerve growth factor in rat brain. Brain Res. 1996;726(1-2):49-56.

※10 Mueller PA, Oppenheimer DM. The pen is mightier than the keyboard: advantages of longhand over laptop note taking [published correction appears in Psychol Sci. 2018 Sep;29(9):1565-1568]. Psychol Sci. 2014;25(6):1159-1168.

※11 Gregory S. Berns, Kristina Blaine, Michael J. Prietula, Brandon E. Pye. Short- and Long-Term Effects of a Novel on Connectivity in the Brain. Brain Connectivity, 2013; 3 (6): 590

※12 Rayner K, Schotter ER, Masson ME, Potter MC, Treiman R. So

Much to Read, So Little Time: How Do We Read, and Can Speed Reading Help?. Psychol Sci Public Interest. 2016;17(1):4-34.
※13 Cohn-Sheehy BI, Ranganath C. Time Regained: How the Human Brain Constructs Memory for Time. Curr Opin Behav Sci. 2017;17:169-177.
※14 Hasselmo ME, McGaughy J. High acetylcholine levels set circuit dynamics for attention and encoding and low acetylcholine levels set dynamics for consolidation. Prog Brain Res. 2004;145:207-231.
※15 Rasch BH, Born J, Gais S. Combined blockade of cholinergic receptors shifts the brain from stimulus encoding to memory consolidation. J Cogn Neurosci. 2006;18(5):793-802.
※16 Klinzing JG, Niethard N, Born J. Mechanisms of systems memory consolidation during sleep [published correction appears in Nat Neurosci. 2019 Sep 11;:]. Nat Neurosci. 2019;22(10):1598-1610.
※17 Nyberg L, Kim AS, Habib R, Levine B, Tulving E. Consciousness of subjective time in the brain. Proc Natl Acad Sci U S A. 2010;107(51):22356-22359.
※18 Wheeler MA, Stuss DT, Tulving E. Toward a theory of episodic memory: the frontal lobes and autonoetic consciousness. Psychol Bull. 1997;121(3):331-354.
※19 Addis, D.R. Mental Time Travel? A Neurocognitive Model of Event Simulation. Rev.Phil.Psych. 11, 233–259 (2020).
※20 Atance CM, O'Neill DK. Episodic future thinking. Trends Cogn Sci. 2001;5(12):533-539.
※21 Breeden P, Dere D, Zlomuzica A, Dere E. The mental time travel continuum: on the architecture, capacity, versatility and extension of the mental bridge into the past and future. Rev Neurosci. 2016;27(4):421-434.
※22 Suddendorf T, Redshaw J. The development of mental scenario building and episodic foresight. Ann N Y Acad Sci. 2013;1296:135-153
※23 Gabora L. Revenge of the "Neurds": Characterizing creative thought in terms of the structure and dynamics of memory. Creativity Res Journ 2010; 22(1):1-13

※24 Dietrich A. The cognitive neuroscience of creativity. Psychonomic Bulletin and Review 2004;1:1011-1026
※25 Leisman G, Moustafa AA, Shafir T. Thinking, Walking, Talking: Integratory Motor and Cognitive Brain Function. Front Public Health. 2016 May 25;4:94.
※26 Neeper SA, Gómez-Pinilla F, Choi J, Cotman CW. Physical activity increases mRNA for brain-derived neurotrophic factor and nerve growth factor in rat brain. Brain Res. 1996;726(1-2):49-56.
※27 Choi SH, Bylykbashi E, Chatila ZK, et al. Combined adult neurogenesis and BDNF mimic exercise effects on cognition in an Alzheimer's mouse model. Science. 2018;361(6406):eaan8821.
※28 Mashour GA, Frank L, Batthyany A, et al. Paradoxical lucidity: A potential paradigm shift for the neurobiology and treatment of severe dementias. Alzheimers Dement. 2019;15(8):1107-1114.

参考書籍

- Goldberg E. Creativity: The human brain in the age of innovation. OUP USA 2019
- Frank L. The Pleasure shock. Dutton 2018
- Abraham A. The neuroscience of creativity. Cambridge University Press 2018
- Anderson NC. The creating brain. Dana Press 2005
- Wright C. The hidden habits of genius. Dey St 2020
- Sautoy M. The creativity Code. Fourth Estate 2019
- Ashcroft F. Spark of Light
- Sheperd G. The synaptic organization of the brain (5th edition). Oxford University press
- Seung S. Connectome: How the brain's wiring makes us who we are. Penguin 2013

- 『芸術脳の科学』塚田稔(講談社ブルーバックス)
- 『脳と人工知能』池谷裕二、紺野大地(講談社)
- 『脳とAI』酒井邦嘉(中央公論新社)
- 『意識はいつ生まれるのか』マルチェッロ・マッスィミーニ他(亜紀書房)
- 『創造性の脳科学』坂本一寛(東京大学出版会)
- 『生命知能と人工知能』高橋宏知(講談社)
- 『脳の計算論』甘利俊一(東京大学出版会)
- 『脳の発生と発達』甘利俊一(東京大学出版会)
- 『分子・細胞・シナプスからみる脳』甘利俊一(東京大学出版会)
- 『ニューロンの生物物理(第2版)』宮川博義(丸善出版)

下村健寿　しもむら・けんじゅ

元・英国オックスフォード大学生理学・解剖学・遺伝学講座／遺伝子機能センターシニア研究員。福島県立医科大学医学部病態制御薬理医学講座主任教授。医学博士・医師。

1997年、福島県立医科大学医学部卒業。群馬大学医学部第一内科入局。臨床医として勤務。2004年群馬大学医学部大学院（内科学）卒業：医学博士。同年、日本を離れ英国オックスフォード大学生理学・解剖学・遺伝学講座に研究員として就職。インスリン・糖尿病学の世界的権威であるフランセス・アッシュクロフト教授に師事。同大学にて、04年に発見された新生児糖尿病の治療法の発見に貢献する。特に07年に米国神経学会雑誌「Neurology」において新生児糖尿病の最重症型であるDEND症候群の世界初の治療有効例を、その治療法・病態メカニズムとともに報告し、Editorial論文に選ばれ高い評価を受けた。05年と10年にはオックスフォード大学よりメリット・アワードを授与。同大学勤務中の8年間で、高インパクトファククー学術専門誌も含めて、35本の英文原著学術論文を発表した。帰国後に自治医科大学を経て、14年から母校の福島県立医科大学の特任教授に着任。17年に同大学病態制御薬理医学講座、主任教授に着任。研究と教育に従事。現在も糖尿病、肥満研究を続け、発表した英文原著学術論文の総数は100以上。また、大学病院だけでなく被災地域も含めた福島県内の複数の病院において糖尿病・肥満外来に従事し、月200人以上の患者を担当する臨床医でもある。

頭のいい人が問題解決をする前に考えていること

発行日　2023年8月9日　第1刷

著者　下村健寿

本書プロジェクトチーム
編集統括　柿内尚文
編集担当　大住兼正
編集協力　天野由衣子（コサエルワーク）
デザイン　小口翔平＋阿部早紀子＋後藤司（tobufune）
イラスト　キタハラケンタ（カバー、本文）、平のゆきこ（本文）
DTP　藤田ひかる（ユニオンワークス）
校正　柳元順子

営業統括　丸山敏生
営業推進　増尾友裕、綱脇愛、桐山敦子、相澤いづみ、寺内未来子
販売促進　池田孝一郎、石井耕平、熊切絵理、菊山清佳、山口瑞穂、吉村寿美子、矢橋寛子、遠藤真知子、森田真紀、氏家和佳子
プロモーション　山田美恵、山口朋枝
講演・マネジメント事業　斎藤和佳、志水公美

編集　小林英史、栗田亘、村上芳子、菊地貴広、山田吉之、大西志帆、福田麻衣
メディア開発　池田剛、中山景、中村悟志、長野太介、入江翔子
管理部　早坂裕子、生越こずえ、本間美咲
マネジメント　坂下毅
発行人　高橋克佳

発行所　株式会社アスコム

〒105-0003
東京都港区西新橋2-23-1　3東洋海事ビル
編集局　TEL：03-5425-6627
営業局　TEL：03-5425-6626　FAX：03-5425-6770

印刷・製本　株式会社光邦

Printed in Japan ISBN 978-4-7762-1222-5